Epidemiologia

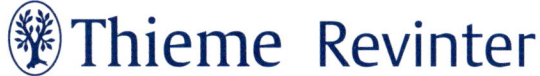

Epidemiologia

Ocorrência de Doenças e Medidas de Mortalidade

Paulo Cauhy Petry
Doutor em Epidemiologia pelo Programa de Pós-Graduação em Epidemiologia da Faculdade de Medicina da UFRGS
Mestre em Epidemiologia pelo Centro de Pesquisas em Epidemiologia da Faculdade de Medicina da UFPel
Especialista em Periodontia pela FO da UFRGS
Graduado em Odontologia pela FO da UFRGS
Professor Associado da FO da UFRGS
Professor do Curso de Gestão Hospitalar na Faculdade de Tecnologia em Saúde
Coordenador dos Cursos de Pós-Graduação e Extensão na Faculdade de Tecnologia em Saúde
Professor Visitante do Centro de Investigación Mente, Cerebro y Comportamiento da Universidade de Granada, Espanha
Professor Visitante do Programa de Pós-Graduação em Odontologia da Universidade da Costa Rica – San José, Costa Rica
Professor Visitante do Programa de Pós-Graduação em Ortodontia no Instituto Mexicano de Ortodontia – Guanajuato, México
Atua como Professor Convidado em Cursos de Pós-Graduação no Brasil e Exterior
Tradutor de Livros Científicos na Área da Saúde
Autor de Artigos e Capítulos de Livros e Ministrante de Cursos no Brasil e Exterior

Thieme
Rio de Janeiro • Stuttgart • New York • Delhi

Dados Internacionais de Catalogação na Publicação (CIP)

P498e

Petry, Paulo Cauhy
Epidemiologia: ocorrência de doenças e mortalidade / Paulo Cauhy Petry – 1. Ed. – Rio de Janeiro – RJ: Thieme Revinter Publicações, 2020.

100 p.: il; 16 x 23 cm.
Inclui Índice Remissivo e Referência Bibliográfica
ISBN   978-85-5465-243-2
eISBN 978-85-5465-244-9

1. Epidemiologia – Conceitos – Objetivos – Prevenção. 2. Morbidade. 3. Mortalidade. I. Título.

CDD: 614.4
CDU: 616-036.22

Contato com o autor:
petry.paulo@gmail.com

© 2020 Thieme
Todos os direitos reservados.
Rua do Matoso, 170, Tijuca
20270-135, Rio de Janeiro – RJ, Brasil
http://www.ThiemeRevinter.com.br

Thieme Medical Publishers
http://www.thieme.com

Capa: Thieme Revinter Publicações Ltda.
Imagem da capa: @AdobeStock/evgenii141

Impresso no Brasil por BMF Gráfica e Editora Ltda.
5 4 3 2 1
ISBN 978-85-5465-243-2

Também disponível como eBook:
eISBN 978-85-5465-244-9

Nota: O conhecimento médico está em constante evolução. À medida que a pesquisa e a experiência clínica ampliam o nosso saber, pode ser necessário alterar os métodos de tratamento e medicação. Os autores e editores deste material consultaram fontes tidas como confiáveis, a fim de fornecer informações completas e de acordo com os padrões aceitos no momento da publicação. No entanto, em vista da possibilidade de erro humano por parte dos autores, dos editores ou da casa editorial que traz à luz este trabalho, ou ainda de alterações no conhecimento médico, nem os autores, nem os editores, nem a casa editorial, nem qualquer outra parte que se tenha envolvido na elaboração deste material garantem que as informações aqui contidas sejam totalmente precisas ou completas; tampouco se responsabilizam por quaisquer erros ou omissões ou pelos resultados obtidos em consequência do uso de tais informações. É aconselhável que os leitores confirmem em outras fontes as informações aqui contidas. Sugere-se, por exemplo, que verifiquem a bula de cada medicamento que pretendam administrar, a fim de certificar-se de que as informações contidas nesta publicação são precisas e de que não houve mudanças na dose recomendada ou nas contraindicações. Esta recomendação é especialmente importante no caso de medicamentos novos ou pouco utilizados. Alguns dos nomes de produtos, patentes e design a que nos referimos neste livro são, na verdade, marcas registradas ou nomes protegidos pela legislação referente à propriedade intelectual, ainda que nem sempre o texto faça menção específica a esse fato. Portanto, a ocorrência de um nome sem a designação de sua propriedade não deve ser interpretada como uma indicação, por parte da editora, de que ele se encontra em domínio público.

Todos os direitos reservados. Nenhuma parte desta publicação poderá ser reproduzida ou transmitida por nenhum meio, impresso, eletrônico ou mecânico, incluindo fotocópia, gravação ou qualquer outro tipo de sistema de armazenamento e transmissão de informação, sem prévia autorização por escrito.

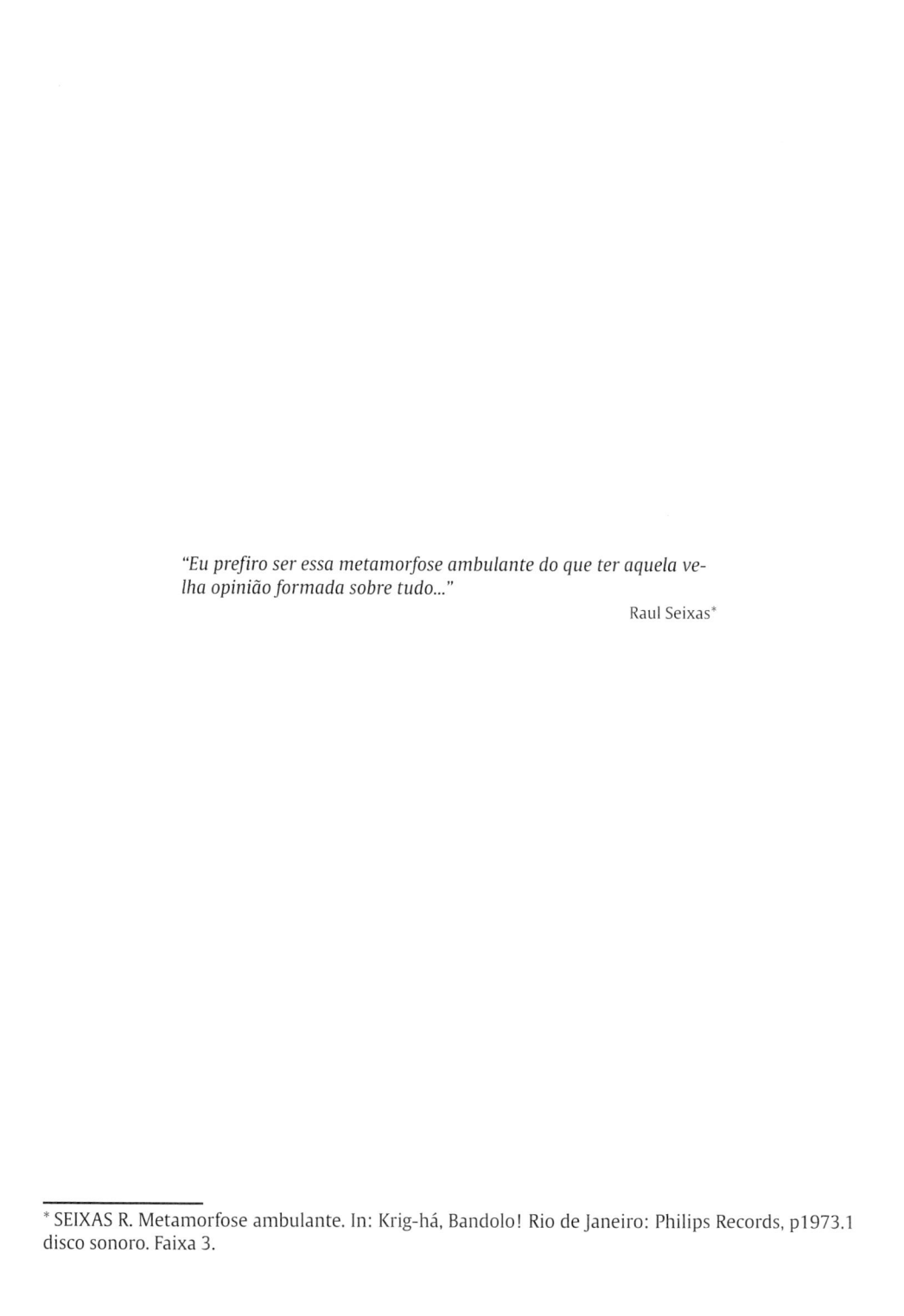

"*Eu prefiro ser essa metamorfose ambulante do que ter aquela velha opinião formada sobre tudo...*"

Raul Seixas*

---

* SEIXAS R. Metamorfose ambulante. In: Krig-há, Bandolo! Rio de Janeiro: Philips Records, p1973.1 disco sonoro. Faixa 3.

DEDICATÓRIA

Esta obra é dedicada aos professores Cesar G. Victora, Iná Santos e Maria Inês Schmidt, orientadores de minha trajetória acadêmica.

Meu reconhecimento a estes epidemiologistas excepcionais, pessoas especiais, verdadeiras fontes de inspiração.

PREFÁCIO

"Dentro de 10 anos estará provado que metade do que vocês aprenderam na faculdade estava errado... e o problema é que nenhum de seus professores sabe qual é essa metade!!!!!!!"

Prof. Charles Sydney Burwell
Harvard Medical School

A Epidemiologia é, fundamentalmente, uma disciplina populacional, que se ampara nas ciências sociais para a compreensão das estruturas e dinâmicas sociais, na matemática para noções estatísticas de probabilidade, inferência e estimativa e nas ciências biológicas para o conhecimento do substrato orgânico humano onde as manifestações observadas encontrarão expressão individual.

Assim, a Epidemiologia tornou-se peça fundamental na investigação em todas as áreas da saúde, os entendimentos sobre muitos temas relevantes na atualidade nasceram de delineamentos de estudos epidemiológicos. Sua utilização na abordagem das questões de saúde pública e da prática clínica tem crescido consideravelmente, bem como a disciplina se tem destacado como importante ferramenta de gestão e prestado fundamental apoio a gestores, agentes públicos e formuladores de políticas públicas de saúde para seu desenvolvimento e avaliação. Vem sendo amplamente utilizada em pesquisas de natureza causais ou etiológicas, atuando na identificação de fatores de risco ambientais e genéticos de diversas doenças, possibilitando a identificação de mecanismos envolvidos na patogenicidade das mesmas.

Rabi Hanina, antigo erudito do Talmude, livro sagrado do judaísmo, referia-se ao processo ensino-aprendizagem com uma frase genial: "Tenho aprendido muito com meus mestres, mais com meus colegas, porém, a maioria com meus estudantes." A disciplina de Epidemiologia vem ocupando cada vez mais espaços nos currículos de diversos cursos de graduação e pós-graduação, seu vasto conteúdo tem sido amplamente utilizado em provas de seleção para cursos de pós-graduação e concursos para seleção de profissionais na área da saúde.

Desta forma, esta obra se propõe a ser uma contribuição, ou talvez uma retribuição, a todos os alunos de graduação, especialização, mestrado ou doutorado que me procuram solicitando material para estudos preparatórios de provas ou concursos na área da saúde.

Desejo a todos um bom aprendizado e sucesso nos futuros desafios.

O Autor

APRESENTAÇÃO

Este livro busca refletir os conteúdos, bem como a forma de apresentá-los, que venho desenvolvendo em aulas de graduação e pós-graduação ao longo de cerca de 20 anos de atividade docente. Meu contato com a Epidemiologia deu-se de maneira mais efetiva quando fui aprovado no processo de seleção para o curso de Mestrado no Centro de Pesquisas em Epidemiologia da Faculdade de Medicina da Universidade Federal de Pelotas, hoje consolidado e reconhecido como um dos maiores centros de Epidemiologia do mundo.

Ao me identificar com esta apaixonante disciplina, o passo natural e seguinte foi buscar o doutoramento no Programa de Pós-graduação em Epidemiologia da Faculdade de Medicina da Universidade Federal do Rio Grande do Sul.

Durante minha formação de mestrado e doutorado tive o privilégio de ser aluno de grandes professores como Bruce Duncan, Fernando Barros, Jorge Umberto Béria, Luiz Augusto Facchini, além de meus queridos orientadores Cesar Gomes Victora, Iná da Silva dos Santos e Maria Inês Schmidt. A estes três, muito mais do que simples orientadores, verdadeiros exemplos de excelência no ensino superior e brilhantes epidemiologistas, dedico este livro.

Após estes anos, ministrando aulas em vários cursos de graduação e pós-graduação no Brasil e no exterior me pareceu oportuno oferecer este livro aos diversos alunos que tenham o interesse de conhecer um pouco mais sobre esta fascinante disciplina. Assim, este livro, *Epidemiologia: Ocorrência de Doenças e Medidas de Mortalidade,* foi idealizado para se constituir em uma ferramenta de aprendizado, consulta e revisão desta tão importante disciplina, mas que por muitos é considerada complexa e difícil.

Sua estrutura foi concebida como uma forma de instrumento para a preparação de provas e concursos. Procurando tornar sua leitura simples e didática, busquei abordar a temática de maneira clara e objetiva, propondo ampla revisão e avaliação de conhecimentos.

O livro está subdividido em 5 capítulos, sendo o primeiro uma introdução à disciplina, onde são apresentados seus conceitos, principais objetivos e algumas contribuições de investigações epidemiológicas clássicas, bem como a transcrição de alguns relatos que se tornaram históricos nesta área do conhecimento.

No Capítulo 2, discute-se a história natural das doenças, os diferentes níveis de prevenção bem como as diferentes estratégias para o planejamento de ações de prevenção de doenças e a relação da Epidemiologia com a prática clínica. No Capítulo 3 são apresentados os principais aspectos relacionados com a importante prática da vigilância epidemiológica.

O Capítulo 4 aborda a ocorrência de doenças, apresenta as medidas de morbidade, medidas de frequência (incidência e prevalência), medidas de associação (efeito absoluto e relativo). Discute-se a diferença e a relação existente entre incidência e prevalência assim como o processo de análise dos dados de estudos de coorte e transversais analíticos.

No Capítulo 4 são apresentados os principais aspectos da análise dos dados e discute-se a interpretação das medidas de associação (efeito relativo).

O Capítulo 5 trata das estatísticas de mortalidade, apresenta algumas das principais medidas de mortalidade e o impacto das doenças na qualidade de vida.

Por último, propomos uma revisão dos conteúdos apresentados, por meio da realização de exercícios de fixação.

OBJETIVOS DE APRENDIZAGEM

- Apresentar a disciplina de Epidemiologia, conceitos e objetivos.
- Discutir algumas das contribuições históricas da Epidemiologia.
- Descrever a história natural das doenças e seus níveis de prevenção.
- Debater as diferentes formas de abordagens preventivas.
- Descrever a prática clínica e a Epidemiologia.
- Apresentar e discutir o papel da vigilância epidemiológica.
- **Apresentar as principais medidas de morbidade e mortalidade.**
- Discutir o impacto das doenças na qualidade de vida.
- Proporcionar ampla revisão do aprendizado por meio da resolução de questões.

SUMÁRIO

1. **EPIDEMIOLOGIA** 1
   - Introdução 1
   - Conceitos 3
   - Objetivos Principais 4
   - Investigações Epidemiológicas: Contribuições Clássicas 5
   - Importância da Observação 6
   - Referências Bibliográficas 13

2. **NÍVEIS DE PREVENÇÃO E HISTÓRIA NATURAL DAS DOENÇAS** 15
   - Prevenção Primária 15
   - Prevenção Secundária 16
   - Prevenção Terciária 16
   - Diferentes Estratégias para o Planejamento de Ações Preventivas 16
   - Epidemiologia e Prática Clínica 17
   - Referência Bibliográfica 17

3. **VIGILÂNCIA EPIDEMIOLÓGICA** 19
   - Referências Bibliográficas 21

4. **OCORRÊNCIA DE DOENÇAS** 23
   - Medidas de Morbidade 24
   - Análise dos Dados 33
   - Referências Bibliográficas 36

5. **ESTATÍSTICAS DE MORTALIDADE** 37
   - Algumas das Principais Medidas de Mortalidade 39
   - Por Que Avaliar Mortalidade? 50
   - Algumas Considerações 50
   - Impacto de Doenças na Qualidade de Vida 50
   - Referências Bibliográficas 51

   EXERCÍCIOS DE FIXAÇÃO 53

   LEITURAS RECOMENDADAS 77

   ÍNDICE REMISSIVO 79

Epidemiologia

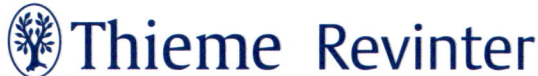

EPIDEMIOLOGIA

CAPÍTULO 1

INTRODUÇÃO

> *"Todos os que bebem desse tratamento se recuperam rapidamente.*
> *Exceto aqueles a quem o tratamento não ajuda, esses, todos morrerão.*
> *É óbvio, portanto, que ele falha somente em casos incuráveis"*
>
> Galeno[1]

Nos últimos anos observa-se um aumento extraordinário de participação e protagonismo da disciplina de Epidemiologia na abordagem de questões relacionadas com a saúde coletiva, bem como sua contribuição à prática clínica.

Na atualidade, a disciplina constitui-se na principal fonte de informações da área da saúde, uma vez que trata dos fenômenos relativos ao processo saúde e doença.

Com uma abordagem tradicionalmente quantitativa, estuda ocorrência, fatores causais e distribuição de desfechos, eventos ou agravos relacionados com a saúde em populações específicas.

O estudo da Epidemiologia fundamenta-se, em especial, em dois pilares que a sustentam, são eles: **Quantificar** e **Comparar**.

> **! IMPORTANTE**
> A Epidemiologia fundamenta-se em dois pilares:
> - Quantificar e Comparar

No culto às duas filhas de Asclépio, deus da saúde, a mitologia grega reflete o antagonismo histórico observado entre a medicina individual, essencialmente curativa, realizada por meio de manobras físicas, e a medicina preventiva, essencialmente coletiva.

Padroeira da prática terapêutica baseada em intervenções individuais, Panaceia teve em sua irmã Higeia uma rival que era adorada por aqueles que acreditavam que a saúde seria resultado da harmonia entre o ser humano e o ambiente.

Estes, preconizavam a promoção da saúde através de ações para estimular o equilíbrio entre os quatro elementos fundamentais: terra, fogo, ar e água.

> **! IMPORTANTE**
>
> **Mitologia grega**
> - Asclépio: deus da saúde.
> - Panaceia: prática terapêutica individual.
> - Higeia: harmonia entre o ser humano e o ambiente.

O termo "clínico" tem origem no idioma grego *klinikós* e seus elementos de composição, *klíno* (inclinar) ou *klíne* (leito), remetem à imagem do médico inclinado sobre um leito examinando seu paciente, assim, o método clínico, segundo Michel Foucault,[2] é fundamentalmente intensivo, ou seja, aquele em que o profissional se dedica à investigação aprofundada do caso de um único paciente, enquanto a Epidemiologia se dedica ao estudo de grupos populacionais específicos.

Hipócrates (460 a.C.-377 a.C.), médico grego nascido na ilha de Cós, era um Asclepíade, ou seja, membro de uma família que durante várias gerações praticara cuidados em saúde.

Considerado uma das figuras mais importantes da história da Medicina, em seus famosos textos como "Ares, águas e lugares" e "A doença sagrada" criou o termo epidemia e, por esta razão, além do conteúdo da obra, é considerado por muitos como o precursor da Epidemiologia.

> **! IMPORTANTE**
>
> Hipócrates, foi quem cunhou o termo Epidemia, e é considerado o precursor da Epidemiologia.

O pensamento hipocrático foi propagado na Roma Antiga pelo escritor e influente médico grego Claudius Galeno (130-210 d.C.), conhecido como Galeno de Pérgamo, que clinicou entre os romanos, pelos árabes na Idade Média e, posteriormente, foi difundido pelos clínicos na Europa Ocidental até alcançar o mundo inteiro.

Vale lembrar alguns nomes dados às doenças, como *influenza,* que veio do latim *Influentia,* porque se imaginava que as epidemias eram influenciadas por estrelas e planetas. Tuberculose também deriva do latim *Tuber*, referindo-se a gânglios aumentados que lembravam pequenas hortaliças.

A tuberculose linfática era chamada de *Scrofula,* da palavra latina leitão, evocando a imagem mórbida de uma cadeia de glândulas dispostas em linha como um grupo de leitões mamando.

Foi na época de Hipócrates, por volta de 400 a.C. que um termo para câncer apareceu pela primeira vez na literatura médica: *Karkinos*, da palavra grega caranguejo, pois o tumor, com vasos sanguíneos inchados à sua volta, o fez pensar em um caranguejo enterrado na areia com as patas abertas em círculo.

Conforme Mervyn Susser,[3] epidemiologista Sul-africano, em sua obra "Epidemiologia: saúde e sociedade", a Epidemiologia é, essencialmente, uma ciência populacional que se baseia nas ciências sociais para a compreensão da estrutura e da dinâmica sociais, na matemática para noções estatísticas de probabilidade, inferência e estimação e nas ciências biológicas para o conhecimento do substrato orgânico humano onde as manifestações observadas encontrarão expressão individual.

A palavra **EPIDEMIOLOGIA** tem origem no idioma grego e significa: **EPI** = sobre; **DEMOS** = população; **LOGOS** = estudo.

Portanto, a própria etimologia da palavra, indica que a disciplina é o estudo do que ocorre em populações.

A Epidemiologia, que como campo científico aflorou na metade do século XIX e se consolidou no início do século seguinte, pode ser utilizada como uma poderosa ferramenta científica na área da saúde, para fornecer bases racionais para o planejamento e implementação de programas preventivos e de promoção de saúde.

Seu valor é inestimável para conduzir investigações clínicas, avaliar novos tratamentos, comparando sua efetividade com terapias já conhecidas e utilizadas.

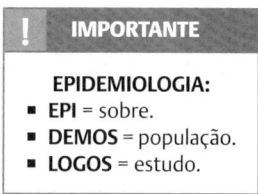

> **! IMPORTANTE**
>
> **EPIDEMIOLOGIA:**
> - **EPI** = sobre.
> - **DEMOS** = população.
> - **LOGOS** = estudo.

CONCEITOS

> **! IMPORTANTE**
>
> - Conceitos nos ajudam a analisar, entender e explicar a realidade que nos cerca.
> - Agimos em função de nossos conceitos, ou seja, da forma como analisamos, entendemos e explicamos a realidade.

A Epidemiologia pode ser entendida como o estudo da ocorrência e distribuição de doenças, agravos, estados ou eventos relacionados com a saúde em grupos populacionais específicos, a análise de fatores que influenciam ou determinam essa ocorrência e a aplicação desses conhecimentos para o controle de problemas de saúde.

Tenha em mente o princípio de que que doenças, agravos, estados ou eventos relacionados com a saúde não ocorrem de forma aleatória nas diferentes populações, mas, ao contrário, cada ambiente e cada ser humano apresenta características que os coloca em risco ou os protegem de uma enorme gama de doenças.

Tais características podem ter origens genéticas ou resultarem de exposições a diferentes fatores de risco ambientais, existe ainda a possibilidade de ocorrer interação entre esses fatores, contribuindo para o desenvolvimento de diferentes doenças.

Uma definição abrangente e amplamente aceita, baseada no clássico "Dicionário de Epidemiologia" de John Last,[4] professor da Universidade de Ottawa diz que: "Epidemiologia é o estudo da distribuição e dos determinantes de estados ou eventos relacionados com a saúde em populações específicas e a aplicação desses estudos para o controle dos problemas de saúde."

É notável nessa afirmação que ela contempla a definição dos conteúdos da disciplina e a proposta das aplicações para as quais as investigações epidemiológicas deverão ser realizadas.

> **! IMPORTANTE**
>
> EPIDEMIOLOGIA ...
> *é o estudo da distribuição e determinantes de estados ou eventos relacionados à saúde em populações específicas e a aplicação desses estudos para o controle dos problemas de saúde.*
> (Last, 1983)

OBJETIVOS PRINCIPAIS

- **Identificar** causa(s) de doenças (etiologia), estados ou eventos relacionados com saúde e fatores que aumentem ou diminuam o risco de um indivíduo ou grupo populacional específico para estas condições.

  É fundamental esclarecer como as doenças são contraídas e/ou transmitidas, com o objetivo principal de desenvolver ações que possam reduzir estas morbidades, bem como sua mortalidade.

  Naturalmente, se for possível identificar fatores causais ou etiológicos para diferentes enfermidades, estará aberto o caminho para a redução ou até mesmo eliminação destas exposições, o que permitirá o desenvolvimento de bases racionais para elaboração, planejamento e condução de programas de promoção de saúde, prevenção ou redução de danos, como, por exemplo, o desenvolvimento de vacinas e/ou tratamentos adequados.

- **Determinar** a extensão da ocorrência de doenças ou agravos, descrever a forma como se distribuem e a magnitude com que ocorrem.

- **Identificar** grupos populacionais específicos com maior probabilidade (risco) de adoecer, permitindo, desta forma, um melhor direcionamento de esforços preventivos, como programas de triagem para detecção precoce destas doenças.

- **Gerar dados** para planejamento, execução e avaliação de ações de prevenção, controle e tratamento de doenças, desta forma podem-se estabelecer prioridades, avaliar medidas preventivas e terapêuticas e modelos de assistência à saúde novos ou existentes.

- **Conhecer** a história natural e o prognóstico de doenças. Certas doenças são mais severas do que outras; algumas podem ser letais enquanto outras não o são, algumas apresentam maior tempo de sobrevivência do que outras. O conhecimento da história natural das diferentes doenças, em termos quantitativos, possibilita o desenvolvimento de alternativas para intervenção, seja por meio de terapias ou através de novos modelos de promoção de saúde ou prevenção.

- **Verificar tendências** no processo de produção e distribuição das doenças, o que permite nortear o planejamento estratégico em saúde.

- **Subsidiar**, de forma cientificamente fundamentada, o planejamento de políticas públicas, relacionando questões ambientais, genéticas e outras no que diz respeito à promoção da saúde e prevenção.

> **! IMPORTANTE**
>
> **Principais Objetivos da Epidemiologia**
> - Identificar a causa (etiologia) de doenças ou agravos à saúde.
> - Determinar a extensão da ocorrência de doenças, descrever sua distribuição e magnitude.
> - Identificar grupos populacionais com maior probabilidade (risco) de adoecer.
> - Gerar dados para planejamento, execução e avaliação de ações.
> - Conhecer a história natural e o prognóstico de doenças.
> - Verificar tendências no processo de produção e distribuição das doenças.
> - Subsidiar o planejamento de políticas públicas.

Inteligência é a habilidade de se adaptar às mudanças.
Stephen Hawking (1942-2018)

INVESTIGAÇÕES EPIDEMIOLÓGICAS: CONTRIBUIÇÕES CLÁSSICAS

Ao longo da história, estudos de caráter epidemiológico têm proporcionado significativas contribuições para entendimento, controle e tratamento de muitas condições relacionadas com a saúde.

Por exemplo, no século XVIII, o cirurgião Inglês Percival Pott (Londres, 06/01/1714 – Londres, 22/12/1788) do Hospital São Bartholomew, em Londres, foi um dos primeiros cientistas a demonstrar que o câncer pode ser causado por carcinógenos do meio ambiente.

Ao observar um notável aumento do câncer de testículo, na época denominado de "verruga de fuligem", em garotos limpadores de chaminés, conhecidos como "meninos escaladores".

Estes "meninos escaladores" eram órfãos que trabalhavam praticamente nus, lambuzados em óleos, que tiravam o acúmulo de cinzas dos tubos das chaminés.

Outras investigações clássicas serão listadas abaixo:

> **! IMPORTANTE**
>
> Algumas das principais contribuições da Epidemiologia:
> - **ESCORBUTO** (James Lind).
> - **CÂNCER DE TESTÍCULO** (Percival Pott).
> - **SARAMPO** (Peter Panum).
> - **CÓLERA** (John Snow).
> - **FEBRE PUERPERAL** (Ignáz Phillip Semmelweis).
> - **PELLAGRA** (Joseph Goldberger).
> - **RUBÉOLA** (Norman Gregg).
> - **FLUOROSE DENTAL** (Henry Trendley Dean).
> - **CÂNCER DE PULMÃO** (William Richard Doll e Austin Bradford Hill).
> - **VARÍOLA** (Edward Jenner).

Para predizer o que vai acontecer, é preciso entender o que já aconteceu.

Nicolau Maquiavel[5] (1469-1527)

IMPORTÂNCIA DA OBSERVAÇÃO
Relatos Históricos
Ao longo da história, diversas observações de natureza epidemiológica nortearam medidas preventivas e de promoção de saúde eficazes em diferentes populações. Citaremos três exemplos clássicos da contribuição da Epidemiologia.

Cólera: John Snow
Outro exemplo da utilização de observações epidemiológicas resultando na adoção de medidas e políticas públicas foi magistralmente protagonizado e imortalizado pelo médico inglês John Snow (York, 15/03/1813 – Londres, 16/06/1858), durante o mais importante surto de cólera ocorrido na cidade de Londres no ano de 1854.

Conhecido como o anestesiologista que ministrou clorofórmio à Rainha Vitória durante um de seus partos, sua verdadeira paixão foi a Epidemiologia do cólera, doença que foi o principal problema na Inglaterra na metade do século XIX, tanto que na primeira semana de setembro de 1854, aproximadamente 600 pessoas morreram em decorrência da doença.

Naquele tempo havia sérias divergências sobre a causa da doença, predominava a teoria de que as doenças eram transmitidas por miasmas, espécie de nuvem de partículas, que passava rente à superfície terrestre e trazia diversas doenças, dentre elas o cólera.

Entretanto, Snow não concordava; a teoria em que ele acreditava era que o cólera seria transmitido através da água contaminada.

A seguir apresentamos a tradução de seu impressionante relato.

"Sobre o Modo de Transmissão do Cólera" – John Snow[6]
A existência da cólera asiática não pode ser seguida definitivamente antes do ano de 1769... Seria necessário muito tempo para relatar os avanços do cólera em diferentes partes do mundo, em algumas das quais provocava grande devastação, tanto que passava ligeiramente sobre algumas, e inclusive deixava outras intocadas. Se ao menos este relato pudesse vir acompanhado de uma descrição das condições físicas dos lugares e dos hábitos das pessoas, o qual me é impossível, o mesmo seria de pouca utilidade. Entretanto, existem certas circunstâncias relacionadas com a progressão do cólera que podem ser estabelecidas como regras gerais.

Dissemina-se através dos caminhos de maior movimento, nunca tão rápido como o fazem as pessoas, mas quase sempre mais devagar. Quando cruza para uma ilha ou continente virgem, é observado primeiro nos portos marítimos. Jamais ataca os tripulantes de barcos que deixam países livres do cólera para os países onde é prevalente, senão quando tenham entrado em seus portos ou deixado suas costas. Seu caminho exato entre um povo e outro não pode ser sempre traçado, mas nunca apareceu em locais aos quais não tenha podido ser levado pelo trânsito de pessoas.

Há também inúmeros exemplos que provam convincentemente a transmissão do cólera a partir de casos individuais ou únicos. Exemplos livres de toda a fonte de erros, como se verá depois.

Fui buscar informações sobre a morte da senhora Gore, esposa de um trabalhador, em New Leigham Road, Streatham. Soube que um de seus filhos havia vivido e trabalhado em Chelsea,

de onde viajou para casa sofrendo de uma enfermidade intestinal, da qual morreu 1 ou 2 dias depois, no dia 18 de agosto. Sua mãe, que havia lhe atendido, começou a ficar doente no dia seguinte e morreu 1 dia mais tarde, no dia 20 de agosto. Não foram registradas outras mortes por cólera em nenhum dos distritos metropolitanos até depois do dia 26 de agosto, em um lugar situado a 2 ou 3 milhas de onde vivia a senhora Gore, próximo a Brixton, Norwood, ou Lower Tooting.

Os exemplos seguintes foram tomados do interessante trabalho do doutor Simpson, de York, intitulado "Observações sobre o cólera asiático."
Os primeiros casos de uma série ocorreram em Moor Monkton, aldeia agrícola saudável, situada a 6 milhas ao noroeste de York. Quando se manifestou o primeiro caso, a doença não era conhecida nas redondezas; nem tampouco, para ser exato, em nenhum lugar situado a uma distância de 30 milhas. John Barnes, agricultor de 39 anos, começou a ficar seriamente doente em 28 de dezembro de 1832; 2 dias antes sofria de diarreia acompanhada de cólicas. Foi visitado e interrogado pelo doutor George Hopps (um respeitável cirurgião de Redhouse), que foi acompanhado por seu irmão, o senhor J. Hops, do povoado de York, a quem encontraram a beira do colapso. Este médico experiente identificou rapidamente o quadro como cólera asiática; deu atenção especial à investigação desta enfermidade e imediatamente buscou alguma provável fonte de contágio, sem lograr encontrá-la. Em seguida voltou a visitar o doente e o encontrou morto; a esposa do senhor Barnes, Matthew Metcalfe e Benjamín Muscroft, os quais visitaram Barnes no dia anterior, adoeceram, mas continuaram trabalhando e se recuperaram. John Foster, Ann Dunn e a viúva Creyk, estiveram em contato com os pacientes acima citados e apenas apresentaram leves sintomas da doença. No entanto, o médico tratava em vão de precisar a forma como a doença havia se apresentado; o mistério continuava, até que um filho do falecido John Barnes chegou ao povoado.
Este jovem, que trabalhava como aprendiz de sapateiro com seu tio, que vivia em Leeds, informou ao médico que a esposa de seu tio (irmão de seu pai), havia morrido de cólera 15 dias antes e, como ela não tinha filhos, suas roupas foram enviadas a Mokton como carga comum. "Estas roupas não haviam sido lavadas; Barnes abriu a caixa pela tarde e no dia seguinte caiu enfermo de cólera.
Durante a enfermidade da senhora Barnes, sua mãe (que vivia em Tockwith, comunidade saudável a 5 milhas de Moor Monkton), foi chamada para que a cuidasse. Chegou à casa de sua filha e permaneceu 2 dias cuidando-a e lavando a roupa branca, depois disso regressou a Tockwith em aparente bom estado de saúde, mas no caminho adoeceu e entrou em colapso. Foi transportada para sua casa e colocada na cama ao lado de seu esposo; este e uma filha que vivia com eles contraíram a doença e os três morreram passados 2 dias. Outro caso ocorreu no povoado de Tockwith, mas não foi fatal."
"Um pintor procedente de Hull, comunidade onde prevalecia o cólera, de nome e idade desconhecidos, chegou ao povoado de Pocklington e se alojou na casa de Samuel Wride; adoeceu no mesmo dia de sua chegada (8 de setembro) e morreu no dia seguinte. Samuel Wride foi atacado pelo cólera em 11 de setembro e morreu em seguida...
Revisando as publicações e trabalhos médicos sobre o cólera, pode-se integrar facilmente um grande volume de casos similares aos mencionados anteriormente. Por sua vez os exemplos assinalados são suficientes para demonstrar que o cólera pode transmitir-se de uma pessoa doente para uma saudável, já que é impossível que nem sequer a décima parte destes casos poderia seguir um ao outro por mera coincidência e sem nenhuma relação de causa e efeito.
Além dos fatos acima mencionados que demonstraram que o cólera se transmite de pessoa a pessoa, existem outros que mostram, primeiro, que conviver com um doente na mesma casa e atendê-lo, não expõe a pessoa necessariamente à ação do veneno mórbido; e segundo, que nem sempre é requisito indispensável que a pessoa se aproxime muito do enfermo para ser atacada, já que a matéria mórbida pode transmitir-se à distância. Se aceitarmos que o cólera é uma enfermidade contagiosa ou transmissível, esta deve propagar-se através de eflúvios que emanam do enfermo para o ar, o rodeiam e penetram nos pulmões de quem os inala.
Esta suposição tem produzido opiniões muito contraditórias a respeito do padecimento. Contudo, através de uma pequena reflexão podemos ver que não temos direito de limitar as vias pelas quais uma enfermidade pode propagar-se, pois as enfermidades transmissíveis, das que temos um conhecimento correto, disseminam-se de formas muito diferentes, tal como ocorre com o prurido e outras enfermidades da pele, a sífilis e as parasitoses intestinais, todas as quais têm formas de propagação diferentes umas das outras.
Considerando a patologia do cólera, é possível encontrar a maneira como se transmite. Se iniciar com febre ou qualquer outro sintoma geral não poderíamos obter nenhuma pista sobre a via de entrada no organismo da substância mórbida; poderia ser que ingressou pelo trato digestivo, os

pulmões ou de alguma outra forma; mas este ponto deveria estar determinado por circunstâncias não relacionadas com a patologia da enfermidade.

Por tudo o que pude aprender sobre o cólera, tanto através de observação pessoal, como pelas descrições de outros autores, posso afirmar que o cólera se inicia invariavelmente com transtornos no aparelho digestivo que frequentemente são precedidos de somente um pequeno mal-estar geral, que faz o paciente não se dar conta do perigo que corre, nem consultar ou pedir conselho sobre seu estado de saúde, até que a enfermidade já esteja muito avançada.

Na verdade, poucos casos apresentam desvanecimento, debilidade intensa e abatimento geral antes que as descargas gastrointestinais apareceram; mas não há dúvida de que estes sintomas dependem da exsudação da membrana mucosa, que é abundantemente evacuada em seguida. Em todos os casos de cólera que atendi, a perda de fluidos do estômago e do intestino foi suficiente para produzir o colapso; deve-se considerar o estado geral prévio do paciente, junto com a brusca aparição da perda de fluidos e a circunstância de que os processos de absorção parecem haver sido suspensos.

As enfermidades que se transmitem de pessoa para pessoa são ocasionadas por alguma substância que passa do enfermo ao saudável, e que tem a propriedade de crescer e multiplicar-se no organismo da pessoa atacada. Em sífilis, varicela e varíola temos provas físicas do aumento desta substância mórbida, enquanto em outras enfermidades transmissíveis a evidência deste aumento, derivada da extensão e da gravidade do quadro, é igualmente conclusiva.

Temos visto que o cólera começa como uma enfermidade do tubo digestivo, assim como, ao se iniciar a enfermidade, o sangue não se encontra sob a ação de nenhum veneno; portanto, pode-se pensar que o material ou substância mórbida que o produz penetra no organismo pelo tubo digestivo, sendo deglutido acidentalmente por pessoas que não o ingeririam intencionalmente; e o aumento desta substância mórbida ou veneno deve ocorrer no interior do estômago ou intestino.

Parece que quando o mencionado veneno se produz em quantidade suficiente, atua como um irritante sobre a mucosa gastrointestinal; ou o que é mais provável, remove fluido do sangue circulante dos capilares, por um mecanismo análogo ao que usam as células epiteliais de vários órgãos ao absorver as diferentes secreções do corpo sadio. Já que a substância mórbida do cólera tem sua própria maneira de produzir-se, deve ter uma estrutura semelhante à de uma célula. Não contradiz este ponto de vista que o veneno do cólera não possa ser reconhecido pelo microscópio, já que também os materiais da varicela e o cancro podem apenas ser reconhecidos por seus efeitos e não por suas propriedades físicas.

O tempo transcorrido entre a entrada da substância mórbida no organismo e o princípio da enfermidade é chamado período de incubação, que, na realidade, é o período de reprodução da substância mórbida; assim, a enfermidade resulta da ação de uma pequena quantidade de veneno inicialmente introduzida. No cólera, este período de incubação ou reprodução é muito mais curto do que em outras enfermidades epidêmicas ou transmissíveis. Nos casos mencionados vimos que geralmente é de 24 a 48 horas.

Este período de incubação tão curto, assim como a quantidade de substância mórbida localizada nas fezes, faz com que, em algumas vezes, o cólera se dissemine com uma rapidez não conhecida em outras enfermidades.

Os exemplos em que quantidades pequenas de excrementos dos enfermos têm sido ingeridas são suficientemente numerosos para apoiar esta disseminação da enfermidade; ao examiná-los, encontramos que a disseminação aumenta quando as facilidades para este modo de transmissão são maiores. Encontrou-se que nada favorece mais a propagação do cólera do que a carência de asseio pessoal, seja por hábito ou carência de água, contudo estas circunstâncias permaneceram inexplicadas por muito tempo.

A roupa de cama quase sempre é molhada pelas evacuações, mas como estas são desprovidas de seu odor ou cor habitual, as mãos das pessoas que cuidam do doente sujam-se ou contaminam-se sem que elas se deem conta; e, ao menos, que sejam muito escrupulosas em seu asseio pessoal e lavem suas mãos antes de pegar os alimentos, podem ingerir acidentalmente material evacuado ou contaminar com ele os alimentos que preparam e manipulam para serem consumidos pelo resto da família, que, por pertencer à classe trabalhadora, muitas vezes consome seus alimentos no mesmo quarto do enfermo; e é dessa maneira que se sucedem vários exemplos nesta classe de população, na qual um caso de cólera em um membro da família é seguido de mais casos, enquanto o médico e outras pessoas que somente visitavam os doentes geralmente escapam da doença.

O exame póstumo dos que morreram de cólera não tem sido seguido pela doença, já que é um dever que necessariamente obriga à lavagem cuidadosa das mãos, assim como porque os médicos não têm o hábito de consumir alimentos em tais ocasiões. Por outro lado, o manejo do cadáver (vestir e acomodar), quando era efetuado por mulheres da classe trabalhadora, que têm o costume de comer e beber em tais ocasiões, em seguida eram afetadas pelo cólera; pessoas que somente assistiam ao funeral e que não tinham nenhum contato com o cadáver, com frequência também contraíam a doença; levando em consideração estes pontos, é evidente a participação dos alimentos preparados ou manipulados por pessoas que atenderam o paciente ou que manipularam roupas pessoais ou de cama.

A disseminação involuntária das evacuações nos casos mais graves de cólera, também deve ajudar na sua propagação. O senhor Baker, de Staines, que em 1849 atendeu 260 casos de cólera e diarreia, principalmente entre gente pobre, informou em uma carta que fez o favor de me enviar em dezembro do mesmo ano, que "quando os pacientes disseminavam involuntariamente suas fezes, a propagação se fazia evidente. Isto sucede entre os pobres, onde uma família inteira dorme, cozinha, come e lava em somente um cômodo; também se observou que a doença uma vez introduzida, propagava-se e permanecia mais tempo nas chamadas pousadas comunitárias, onde várias famílias se aglomeravam em um só cômodo.

Entre os vagabundos que vivem neste mesmo estado de aglomeração, o cólera alcançou sua maior gravidade em 1832; graças a uma medida do Parlamento para a regulação das pousadas comunitárias, os casos fatais de cólera diminuíram na última epidemia. Quando, ao contrário, o cólera é introduzido em casas de melhor classe, como sucede frequentemente, encontrou-se que era difícil se propagar de um membro a outro da mesma família. Isto se deve ao uso regular de bacia e toalha, assim como cozinhar e comer em um cômodo separado do doente".

A população mineira da Grã-Bretanha tem sofrido mais de cólera do que os demais dedicados a outras atividades; esta particularidade eu creio possa ser explicada pela maneira já assinalada de se transmitir a doença. A situação dos escavadores é diferente da de outros trabalhadores por muitas circunstâncias fundamentais; todas as minas e, principalmente as de carvão, carecem de latrinas, e o trabalhador tem que permanecer longo tempo dentro da mina estando assim obrigado a levar a comida consigo mesmo e comê-la sempre sem lavar as mãos e sem faca e garfo.

A seguinte é a resposta a uma pergunta que fiz em uma mina de carvão próxima à Leeds: "Nossos mineiros descem às cinco da manhã para estarem prontos e começar a trabalhar às seis e abandonam o trabalho entre às três e meia e quatro da tarde, permanecendo dentro da mina em média 8 a 9 horas." O mineiro leva consigo ao descer sua provisão de comida, que consiste em pão e algumas vezes carne e todos levam uma garrafa contendo um quarto de "bebida".

Temo que nossos mineiros não estejam melhores outros em relação à limpeza. O trabalho é uma imensa latrina e certamente o trabalhador sempre consome seus víveres sem lavar as mãos. Desta maneira é evidente que se o mineiro é atacado pelo cólera quando está trabalhando, a doença se propaga a seus companheiros de trabalho com mais facilidade que em outras ocupações. Em Northum Berland, no inverno de 1831-1832 vi tirar das minas homens atacados ocasionalmente enquanto trabalhavam e que, depois de haver tido grandes descargas gastrointestinais, estavam próximos do colapso.

Se o cólera não tivesse outras formas de transmissão do que as que foram expostas, forçosamente se limitaria quase exclusivamente às casas atestadas de um lugar, por falta de oportunidade para encontrar novas vítimas, mas existe frequentemente uma via aberta que a permite estender-se por si mesmo, e atacar às classes acomodadas da comunidade; estou referindo-me ao fato de que as evacuações dos doentes de cólera se mesclam com a água que se usa para beber e para o consumo doméstico, seja atravessando o terreno que rodeia os poços ou cisternas, ou mesmo correndo por canais que deságuam em rios de onde algumas vezes populações inteiras se abastecem de água.

Convém recordar que, na época de Snow, o agente causador da doença, o vibrião colérico (*Vibrio cholerae*) era totalmente desconhecido, tendo sido descoberto somente no ano de 1883 pelo médico alemão, patologista e bacteriologista, Robert Koch.

Portanto, não se sabia absolutamente nada sobre a biologia e a história natural da doença. A conclusão de Snow de que a contaminação da água estava associada ao cólera foi inteiramente baseada em sua investigação composta por dados puramente observacionais.

Varíola: Edward Jenner

Edward Jenner (Berkeley, 17/05/1749 – Berkeley, 26/01/1823), médico e naturalista inglês, dedicou-se ao estudo da varíola, que nesta época era doença considerada "um flagelo universal", inimigo maiúsculo, a varíola talvez tenha sido a doença mais assustadora de nossa história. A varíola não fazia restrições, em apenas um século, cinco reis foram vitimados, estima-se que no final do século XVIII, a doença matava anualmente cerca de 400.000 pessoas, e entre os sobreviventes, cerca de 33% ficavam cegos como resultado de infecções na córnea.

Jenner passou a estudar uma forma segura de prevenção à varíola, e observou que algumas mulheres que ordenhavam vacas, desenvolviam uma doença mais branda, chamada varíola bovina e depois disso, durante surtos da doença, esta parecia não se desenvolver.

Desta forma, Jenner convenceu-se de que a varíola bovina poderia de fato ser um fator de proteção à varíola e decidiu testar sua hipótese. Num dia de 1796, Edward Jenner realiza sua primeira vacina, termo que vem do latim *vacca* que, em português, significa vaca.

Ele inoculou em James Phipps, um "voluntário" de 8 anos, material recém-removido de uma pústula da varíola bovina de uma mulher e o administrou na criança, que não contraiu a doença. Jenner atuou exclusivamente com dados observacionais que lhe forneceram base para a intervenção preventiva, os resultados desta primeira vacina foi o salvamento de milhões de vidas, livrando o mundo do flagelo da varíola. Convém lembrar que ele não sabia absolutamente nada sobre o vírus nem sobre a biologia desta doença.

Interessante lembrar que, como praticamente todos os avanços, ao longo da história a imunização através da vacina enfrentou severa oposição de setores da Igreja. No século XVIII, um proeminente reverendo cristão de Londres, Edmund Massey, diante dos progressos que acabariam resultando na vacina de Jenner, atacou as medidas de saúde preventivas por julgar que elas se opunham aos desígnios de Deus.

O médico militar e cirurgião da corte espanhola Francisco Javier de Balmis y Berenguer (Alicante 2/12/1753 – Madri, 12/02/1819), desenvolveu um método original e delicado para levar a vacina às colônias espanholas nas Américas. Ele conseguiu convencer o rei Carlos IV a financiar seu plano de utilizar 18 crianças dos orfanatos de Santiago de Compostela e outras quatro de instituições de Madri, para atuar como "transmissores" do vírus e da vacina durante a viagem da Espanha para a América. Assim, em novembro de 1803, teve início a chamada "Expedição Real Filantrópica da Vacina", que se prolongou por 3 anos e visitou países como Porto Rico, Ilhas Canárias, Venezuela, Cuba, Colômbia, Equador e México, tendo chegado, posteriormente, às Ilhas Filipinas, China e Japão. A "Expedição de Balmis" como ficou conhecida em sua homenagem, ao vacinar milhares de pessoas, entre crianças e adultos, veio a ser a primeira missão humanitária de que se tem notícia, tornando-se um marco na história da saúde pública mundial, tanto que o próprio Edward Jenner elogiou seu trabalho: "Não consigo imaginar que nos anais da história se dê um exemplo de filantropia que seja mais nobre e mais amplo do que este."

No ano de 1980, a Organização Mundial da Saúde (OMS) anunciou a erradicação da doença, êxito obtido pela implementação de programa que durou 10 dias e foi dirigido pelo médico epidemiologista Donald Ainslie Henderson (Lakewood, 07/09/1928 – Baltimore, 19/08/2016).

A erradicação da varíola é considerada uma das maiores conquistas de prevenção de doenças na história da humanidade. A OMS estima que mais 350 milhões de novos casos tenham sido prevenidos, num período de 20 anos.

Febre Puerperal: Ignáz Philipp Semmelweis

Ignáz Philipp Semmelweis (Buda, 01/07/1818 - Viena, 13/08/1865), médico Húngaro, graduado em 1844 pela Escola de Medicina de Viena, especialista em obstetrícia, tornou-se mundialmente conhecido como o pioneiro de procedimentos antissépticos.

Após sua graduação, sob a direção do Prof. Johann Klein, foi nomeado assistente na Maternidade da cidade de Viena, quando passou a interessar-se por um relevante problema de grande impacto clínico e de saúde pública, a febre puerperal, também conhecida como febre do pós-parto.

Nos primórdios do século XIX, a febre puerperal era a principal causa de morte entre mulheres no período pós-parto, apresentando altíssima taxa de mortalidade, que por vezes alcançava aproximadamente 25%.

Naquela época, havia muitas teorias para a causa da febre puerperal, nenhuma delas totalmente comprovada. Em julho de 1846 Semmelweis foi convidado para dirigir a primeira clínica obstétrica do Hospital Geral de Viena.

Naquele tempo havia duas clínicas obstétricas, sendo a Primeira Clínica composta por equipes de médicos e estudantes de medicina e a Segunda Clínica por enfermeiras que se dedicavam aos partos, chamadas apenas de parteiras.

Semmelweis ficou bastante impressionado com a diferença entre as taxas de mortalidade nas duas clínicas. A mortalidade na Primeira Clínica (16%) era cerca de duas vezes mais alta do que a mortalidade na Segunda Clínica (7%).

Ao fazer esta comparação ele supôs que a mortalidade mais alta na Primeira Clínica se devia ao fato de que os médicos e estudantes de medicina atendiam os demais pacientes e faziam autópsias, vindo diretamente atender suas parturientes.

Muitas dessas mulheres em trabalho de parto recebiam múltiplos exames realizados por médicos e estudantes aprendendo obstetrícia, alguns desses exames traumatizavam os tecidos da vagina e do útero.

Semmelweis, sugeriu que as mãos dos médicos e estudantes, estavam transmitindo "partículas" causadoras da doença.

Sua suspeita foi reforçada em 1847, quando seu amigo e colega Jakob Kolletschka, morreu de uma infecção contraída quando ele foi puncionado, acidentalmente, por uma lâmina de um estudante que fazia uma necropsia. Semmelweis concluiu, então, que médicos e estudantes de medicina estavam transmitindo a infecção para as pacientes da Primeira Clínica e isso contribuía para o aumento da mortalidade por febre puerperal neste local.

As taxas de mortalidade na Segunda clínica seriam baixas pois as parteiras que lá trabalhavam não tinham contato com outros pacientes e não faziam necropsias.

Assim, Semmelweis decidiu implementar uma medida para médicos e estudantes de medicina na Primeira Clínica, destinada à prevenção da febre puerperal.

Ele pediu a todos da Primeira Clínica que lavassem suas mãos e escovassem sob as unhas, após terminarem as necropsias, antes de entrarem em contato com as parturientes.

Com esta medida, a mortalidade na Primeira Clínica caiu de 12,2% para 2,4%, taxa comparável à da Segunda Clínica.

Porém, a teoria de Semmelweis causou grande descontentamento entre os médicos e ele, mais tarde, foi substituído por um médico que não acreditava em sua teoria e logo eliminou a medida de lavagem de mãos.

Com isso, as taxas de mortalidade voltaram a elevar-se na Primeira Clínica, claramente uma adicional evidência no suporte à relação causal demonstrada.

Semmelweis pecou ao não querer apresentar seus estudos e conclusões; sem a comprovação científica de seus achados, talvez ele tenha sido, em parte, responsável pela não aceitação imediata de sua hipótese causal para febre puerperal.

Também houve clara relutância por parte dos médicos em aceitar a conclusão de que estavam transmitindo os agentes responsáveis pela doença, sendo, ainda que inadvertidamente, os responsáveis pela morte de muitas mulheres.

Além disso, os médicos reclamaram que a lavagem das mãos antes dos atendimentos consumiria tempo demasiado. Desta forma, várias vidas deixaram de ser salvas e muitos anos se passaram antes que a política de lavagem de mãos fosse universalmente aceita e adotada como uma das mais importantes medidas de combate a infecções.

Somente depois muitos anos, o agente etiológico da febre puerperal foi reconhecido como uma infecção ocasionada por Estreptococos. Após aceitos seus achados e adotadas as medidas recomendadas por Semmelweis, seus efeitos na prática fizeram-se notar acentuadamente.

Interessante lembrar que suas observações e a intervenção sugerida por ele foram anteriores ao conhecimento da teoria dos germes (Koch, Pasteur e Ehrlich).

Lamentavelmente, embora a necessidade de lavar as mãos seja hoje indiscutível e universalmente aceita, recentes estudos têm demonstrado que muitos profissionais em hospitais e clínicas ainda falham na observância e no atendimento dessa importante recomendação.

As lições dessas histórias para o sucesso da implementação e adoção de condutas são, ainda hoje, relevantes para o desafio de ratificar a aceitação tanto do público quanto de profissionais de políticas de prevenção e promoção da saúde baseadas em evidências.

Estes ensinamentos históricos ressaltam a importância da apresentação de comprovações científicas fortemente embasadas em evidências para uma proposta de intervenção; naturalmente que, para sua implementação, essa intervenção deve ser percebida como factível e alicerçada no apoio dos profissionais, comunidade e deverá contar com um forte sustentáculo político.

Portanto, cabe ressaltar que, embora seja sumamente importante potencializar o conhecimento da biologia, etiologia, patogenicidade e história natural das doenças, nem sempre é imprescindível conhecer todos os detalhes dos mecanismos pelos quais estas enfermidades ocorrem e se disseminam para que seja possível empreender ações de prevenção e/ou promoção da saúde.

> **IMPORTANTE**
>
> - **John Snow:** estudos sobre o cólera.
> - **Edward Jenner:** estudos sobre a varíola.
> - **Ignáz Phillip Semmelweis:** estudos sobre a febre puerperal.

REFERÊNCIAS BIBLIOGRÁFICAS
1. Silverman WA. Where's the evidence? Debates in Modern Medicine. New York: Oxford University Press; 1999. p. 259.
2. Foucalt M. Naissance de la clinique. Paris: PUF; 2005, p. 240.
3. Susser M. Epidemiology, health and society. Oxford: Oxford University Press; 1987. p. 320.
4. Last JM. A dictionary of epidemiology. New York: Oxford University Press; 1983. p. 114.
5. Maquiavel N. O príncipe. [S.l]: LCC Publicações eletrônicas, 1513. Acesso em 8 Jan 2019. Disponível em: http://www.dominiopublico.gov.br/download/texto/cv000052.pdf
6. Clark EG, Gelman A. Estudos de John Snow sobre o coléra. Taller de Introducción a la Investigación Epidemiológica, v. 2, Exercícios do Colégio Médico de New York, 1981. Tradução e adaptação de: Paulo Cauhy Petry. Porto Alegre: Universidade Federal do Rio Grande do Sul.

NÍVEIS DE PREVENÇÃO E HISTÓRIA NATURAL DAS DOENÇAS

CAPÍTULO 2

Um dos principais elementos da Epidemiologia descritiva, a história natural das doenças, refere-se à descrição da progressão ininterrupta de determinada doença em um indivíduo, desde o momento da exposição aos agentes causais até sua recuperação ou morte.

Qualquer estudo epidemiológico que tenha por objetivo conhecer e/ou descrever a história natural de alguma doença, traz com ele implícita a ideia da possibilidade de prevenção, mesmo quando sua etiopatogenia ainda não esteja totalmente compreendida.

Em 1965, os autores Leavell e Clark[1] desenvolveram um modelo, que se tornou clássico, para a história natural das doenças e sugeriram seus três níveis de prevenção:

- **Primária** (antes que o problema ocorra).
- **Secundária** (diagnóstico precoce, anterior ao aparecimento de sintomas).
- **Terciária** (reabilitação ou redução de danos).

Assim, ao abordar-se o termo prevenção, convém conhecermos seus diferentes níveis. Veja o Quadro 2-1.

PREVENÇÃO PRIMÁRIA

É realizada no período pré-patogênico das doenças, o conceito de promoção da saúde aparece como um dos níveis da prevenção primária.

Implica em ações que objetivam a prevenção do início e o desenvolvimento de determinada doença em pessoas que ainda não a contraíram. Por exemplo, sabe-se que a grande maioria dos cânceres de pulmão são passíveis de prevenção, assim, caso as pessoas parassem de fumar, cerca de 80% a 90% deles seriam evitados.

Quadro 2-1. Níveis de prevenção

Tipo	Definição	Exemplo
Primária	Previne o desenvolvimento inicial da doença	Imunização, redução da exposição ao fator de risco
Secundária	Detecção precoce de uma doença existente a fim de reduzir severidade e complicações	Exames de rastreamento
Terciária	Redução do impacto da doença	Reabilitação para redução de danos e sequelas

PREVENÇÃO SECUNDÁRIA
É a identificação de indivíduos nos quais o processo de doença já iniciou, mas ainda não desenvolveram sinais clínicos e sintomas.

Na história natural da doença, esse período é chamado de fase pré-clínica. O principal objetivo da prevenção secundária é o diagnóstico precoce da doença.

Com a detecção, em estágios iniciais da história natural da doença, em geral através de rastreamentos, espera-se que o tratamento seja menos lesivo e/ou mais efetivo.

A racionalidade subjacente à prevenção secundária é que a identificação precoce de doenças em suas histórias naturais torne as medidas preventivas mais efetivas, sendo possível, até mesmo, conforme o caso, a redução da mortalidade e complicações decorrentes, utilização de tratamentos menos invasivos, ou menos dispendiosos.

PREVENÇÃO TERCIÁRIA
Prevenção terciária é o conjunto de ações que visam reduzir a incapacidade, de forma a permitir rápida e melhor reintegração do indivíduo na sociedade, aproveitando suas capacidades remanescentes.

Ou seja, significa prevenir complicações em indivíduos que já desenvolveram sinais e sintomas de determinada doença já diagnosticada, isto é, que estão em sua fase clínica. Isso normalmente é alcançado através de tratamentos rápidos e adequados.

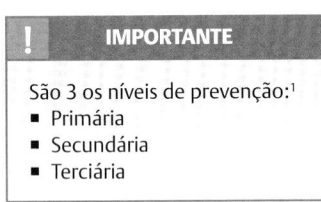

IMPORTANTE

São 3 os níveis de prevenção:[1]
- Primária
- Secundária
- Terciária

DIFERENTES ESTRATÉGIAS PARA O PLANEJAMENTO DE AÇÕES PREVENTIVAS
Existem duas possíveis estratégias para o planejamento de ações preventivas, uma está baseada na população como um todo e a outra, focada em grupos específicos de maior vulnerabilidade ou risco.

Na estratégia populacional, a medida preventiva é aplicada de forma ampla e está direcionada a uma população por inteiro.

Por exemplo, campanhas com restrições de uso e recomendações contrárias ao tabagismo, ou aconselhamento dietético para prevenção de doenças coronarianas. Ou seja, estas medidas têm por objetivo atingir a população toda, sem distinções.

Outra estratégia possível seria a de direcionar medidas preventivas a grupos populacionais específicos, indivíduos vulneráveis ou de maior risco. Evidentemente que a medida aplicada à população toda deve ser de menor custo e não invasiva, já as medidas destinadas a grupos de maior vulnerabilidade, podem apresentar maior custo, serem mais invasivas ou desconfortáveis.

Estratégias com base populacional podem ser consideradas medidas de saúde pública, enquanto abordagens em grupos populacionais específicos de alto risco demandam, com frequência, alguma ação clínica para identificar o grupo específico para o qual será direcionada.

Na maioria das ocasiões, o ideal é utilizar-se a combinação de ambas as estratégias.

EPIDEMIOLOGIA E PRÁTICA CLÍNICA

Ao entender-se a definição da disciplina, na forma mais ampla de seu conceito, percebe-se que, ao contrário do que se poderia imaginar, a Epidemiologia não é somente utilizada em saúde pública, mas também é largamente adotada na prática clínica.

A prática de ações individuais de saúde, depende de dados populacionais, pois tanto os processos de diagnóstico, quanto os de prognóstico de doenças são oriundos de estudos de base populacional.

Muitas vezes, a seleção do tratamento mais adequado também está baseada no que ocorre na população. Os resultados de alguns estudos epidemiológicos experimentais do tipo Ensaios Clínicos Randomizados (ECR), que avaliam os efeitos de um tratamento em grandes grupos de pacientes, são utilizados para identificar as terapias mais adequadas.

Assim, conceitos e achados resultantes de estudos realizados em populações específicas podem servir de base para nortear condutas individualizadas na prática clínica, incluindo diagnóstico, prognóstico e seleção do tratamento.

Por exemplo, dados confiáveis disponíveis sobre determinadas enfermidades ocorridas em populações, podem contribuir fortemente para a sugestão de diagnóstico, mesmo que não seja conclusivo.

REFERÊNCIA BIBLIOGRÁFICA

1. Clark EG, Leavell HR. Preventive medicine for the doctor in the community: An epidemiological approach. 3rd ed. New York: McGraw-Hill; 1965.

VIGILÂNCIA EPIDEMIOLÓGICA

CAPÍTULO 3

Os serviços oficiais de Vigilância Epidemiológica abastecem os sistemas de estatísticas vitais, que vêm sendo progressivamente aperfeiçoados em todo o mundo. Muito do que se sabe hoje sobre a saúde das populações tem origem nos sistemas de estatísticas vitais.

Sua utilidade depende da qualidade dos dados, da cobertura alcançada, que idealmente deve incluir todos os eventos, e a rapidez e oportunidade com que os resultados são divulgados.

A vigilância epidemiológica no Brasil foi definida pela Lei 8.080/90[1] como "um conjunto de ações que proporciona o conhecimento, a detecção ou prevenção de qualquer mudança nos fatores determinantes e condicionantes de saúde individual ou coletiva, com a finalidade de recomendar e adotar as medidas de prevenção e controle das doenças ou agravos".

Este conceito está em consonância com os princípios do Sistema Único de Saúde (SUS), que prevê a integralidade das ações de saúde, além disso, a descentralização das responsabilidades e funções do sistema de saúde implicou no redirecionamento das atividades de vigilância epidemiológica para o nível local.

> **IMPORTANTE**
>
> **Vigilância Epidemiológica**
> "É um conjunto de ações que proporciona o conhecimento, a detecção ou prevenção de qualquer mudança nos fatores determinantes e condicionantes de saúde individual ou coletiva, com a finalidade de recomendar e adotar as medidas de prevenção e controle das doenças ou agravos".
> Brasil. Lei 8.080/90

Segundo a Secretaria de Vigilância em Saúde do Ministério da Saúde (SVS/MS) brasileiro: "Todo sistema de vigilância epidemiológica, para ser efetivo, deve ser permanentemente atualizado, incorporando as inovações científicas e tecnológicas que reconhecidamente são capazes de imprimir melhorias à sua abrangência e qualidade, especialmente aquelas que elevam o impacto epidemiológico de suas ações."[2]

A dinâmica do perfil epidemiológico das doenças, o avanço do conhecimento científico e as características da sociedade contemporânea têm exigido não só constantes atualizações das normas e procedimentos técnicos de vigilância epidemiológica, como também o desenvolvimento de novas estruturas e estratégias capazes de atender aos desafios que estão sendo colocados.[3]

> **IMPORTANTE**
>
> "Todo sistema de vigilância epidemiológica, para ser efetivo, deve ser permanentemente atualizado, incorporando as inovações científicas e tecnológicas que reconhecidamente sejam capazes de imprimir melhorias à sua abrangência e qualidade, especialmente aquelas que elevam o impacto epidemiológico de suas ações."
> SVS/MS.

Assim, a Secretaria de Vigilância em Saúde do Ministério da Saúde (SVS/MS) estabelece as seguintes funções para a vigilância epidemiológica:

- Coleta de dados.
- Processamento dos dados coletados.
- Análise e interpretação dos dados processados.
- Recomendação das medidas de controle apropriadas.
- Promoção das ações de controle indicadas.
- Avaliação da eficácia e efetividade das medidas adotadas.
- Divulgação de informações pertinentes.

> **IMPORTANTE**
>
> Funções da vigilância epidemiológica (SVS/MS):
> - Coleta de dados.
> - Processamento de dados coletados.
> - Análise e interpretação dos dados processados.
> - Recomendação das medidas apropriadas.
> - Promoção das ações de controle indicadas.
> - Avaliação da eficácia e efetividade das medidas.
> - Divulgação de informações pertinentes.

Portanto, o objetivo principal da vigilância epidemiológica é proporcionar orientação técnica permanente para profissionais de saúde, através da oferta de dados que possibilitem a tomada de decisão sobre a execução de ações de promoção da saúde, prevenção e controle de doenças e agravos.

Fornece informações atualizadas sobre a ocorrência de doenças e agravos, bem como dos fatores de risco que as condicionam em determinadas áreas ou populações definidas.

Constitui-se ainda em importante instrumento de planejamento, organização e operacionalização de serviços de saúde, desempenha um papel fundamental na saúde coletiva.

Muitas das informações disponíveis a respeito de mortalidade e morbidade são obtidas de programas de vigilância sistemática de doenças.

> **IMPORTANTE**
>
> A vigilância epidemiológica é um importante instrumento de planejamento, organização e operacionalização de serviços de saúde.

Embora tenha sido inicialmente utilizada, em especial, para doenças infecciosas, a vigilância epidemiológica tem se tornado progressivamente mais importante no monitoramento de condições como, por exemplo, cobertura vacinal, malformações congênitas, câncer, asma, intoxicação química, injúrias e enfermidades após desastres naturais como furacões ou terremotos.

Nos Estados Unidos da América do Norte o *Centers for Disease Control and Prevention* (Centro de Controle e Prevenção de Doenças – CDC) definiu vigilância epidemiológica como a "coleta contínua e sistemática, análise e interpretação de dados essenciais para planejamento, implementação e avaliação das práticas de saúde pública, integrados com a divulgação destes dados para aqueles que necessitam da informação".[4]

Um importante elemento desta definição de vigilância, é a possibilidade de fornecer a gestores de sistemas de saúde, orientações para o planejamento, desenvolvimento e implementação de estratégias adequadas para programas de prevenção e controle de doenças.

Com o objetivo de permitir que países ou estados desenvolvam abordagens coordenadas de saúde coletiva, mecanismos de intercâmbio de informações precisas e confiáveis são essenciais.

A vigilância em países em desenvolvimento pode apresentar problemas adicionais. Por exemplo, áreas que necessitam de vigilância podem ser de difícil acesso, o que pode dificultar a comunicação com as autoridades centrais, que tomam as decisões políticas e alocam os recursos necessários para o acompanhamento, controle e prevenção de doenças.

Além disso, definições de doença utilizadas em países desenvolvidos, às vezes, podem ser inadequadas ou inutilizáveis nos países em desenvolvimento devido à falta de laboratórios e/ou outros recursos mais sofisticados necessários para a avaliação diagnóstica completa de casos suspeitos. O resultado pode, portanto, ser uma subnotificação de casos clínicos observados.

Um dos principais desafios na vigilância epidemiológica de doenças é a dificuldade na obtenção de dados confiáveis, ausência de um sistema padronizado de vigilância, registro vital e testes de diagnóstico.

> **! IMPORTANTE**
>
> Um dos principais desafios aos serviços de vigilância epidemiológica é a obtenção de dados confiáveis.

A vigilância pode também ser realizada para avaliar mudanças nos níveis de exposição a diversos fatores de risco. Por exemplo, os níveis de monitoramento de poluição do ar por partículas ou radiação atmosférica podem ser implementados, este acompanhamento pode alertar precocemente sobre uma possível elevação das taxas de doenças associadas a agentes ambientais.

Desta forma, a vigilância epidemiológica pode ser utilizada como medida de alerta e para o direcionamento de ações que visem reduzir tais agravos, para mudanças em taxas de ocorrência de doenças ou de exposição a fatores de risco.

REFERÊNCIAS BIBLIOGRÁFICAS

1. Brasil. Lei n.º 8.080, de 19 de setembro de 1990. Dispõe sobre as condições para promoção, proteção e recuperação da saúde, a organização e o funcionamento dos serviços correspondentes e dá outras providências. Diário Oficial da União. 20 de setembro de 1990, Seção 1.
2. Brasil. Ministério da Saúde. Guia de vigilância epidemiológica. 7. ed. Brasília; 1985. p. 813.
3. Brasil. Ministério da Saúde. Manual de Vigilância Epidemiológica de Eventos Adversos Pós-Vacinação. 3. ed. Brasília: Editora MS; 2014. Acesso em: 28 Jan 2019. Disponível em: http://bibliodigital.unijui.edu.br:8080/xmlui/bitstream/handle/123456789/5331/manual_vigilancia_epidemiologica_eventos_adversos_pos_vacinacao.pdf?sequence=1
4. Porta M. Dictionary of epidemiology. New York: Oxford University Press; 2008. p. 320.

OCORRÊNCIA DE DOENÇAS

"Se você consegue medir o que está falando e pode expressar isso em números, você sabe algo de seu assunto, mas se você não pode medir isso, seu conhecimento é pobre e insatisfatório."
William Thomson[1] (1824-1907)

Avaliar a situação do processo de saúde e doença em populações com o objetivo de produzir conhecimento e aplicá-los em serviços de atenção à saúde é um dos principais desafios da Epidemiologia.

Existem importantes limitações metodológicas para se mensurar "saúde" ou avaliar qualidade de vida, por esta razão utilizam-se, de forma especial, informações sobre doenças ou agravos à saúde (medidas de morbidade) ou registros de mortalidade. É de fundamental importância conhecer os problemas que afetam a saúde de uma determinada população, bem como avaliar em que medida isso acontece.

Devem-se focar esforços para identificar como as doenças ou agravos de interesse à saúde se distribuem, em que período acontecem (sazonalidade), locais de maior ocorrência (distribuição geográfica), que grupos populacionais específicos são prioritariamente acometidos, o que pode indicar prioridades e desigualdades que encaminhem para o entendimento e planejamento de intervenções necessárias.

> **IMPORTANTE**
>
> Planejamento de serviços: importante saber...
> - Como as doenças ou agravos se distribuem?
> - Em que período acontecem (há sazonalidade)?
> - Quais os locais de maior ocorrência (distribuição geográfica)?
> - Que grupos populacionais são prioritariamente acometidos (vulnerabilidade)?

Os eventos relacionados com a saúde podem ser mensurados em termos de sua frequência e analisados em sua distribuição, assim a ocorrência desses eventos, desfechos ou doenças pode ser medida utilizando-se taxas ou proporções.

As taxas demonstram com que rapidez determinado desfecho ou evento está ocorrendo em uma população e as proporções indicam qual fração da população está afetada.

Existem dois tipos de proporções que são particularmente relevantes na prática de saúde, são elas a **Incidência** e a **Prevalência.**

"A ciência começa com contas."
Siddhartha Mukherjee[2]

MEDIDAS DE MORBIDADE

"Um indivíduo normal é uma pessoa que nunca foi suficientemente examinada."
Autor anônimo

A palavra morbidade deriva do latim *morbus*, que significa tanto doença física quanto doença do espírito.

O termo morbidade pode ser definido como sendo a avaliação da ocorrência de doenças e agravos à saúde em uma determinada população.

Desta forma, as medidas de morbidade expressam de forma quantitativa a ocorrência de doenças e/ou agravos e são frequentemente utilizadas para assegurar condições de tomadas de decisão, como, por exemplo, avaliar a eficácia de vacinas, exames preventivos, planejamento, condução e avaliação de ações objetivando o controle, a redução ou a erradicação de doenças.

> **! IMPORTANTE**
> Morbidade é a avaliação da ocorrência de doenças e agravos à saúde em uma determinada população.

Nos estudos epidemiológicos são utilizadas basicamente dois tipos de medidas:
- De frequência.
- De associação ou de efeito.

As medidas de frequência (**Prevalência e Incidência**) são as escolhidas quando queremos avaliar a ocorrência de determinados desfechos ou eventos em populações específicas, enquanto as medidas de associação ou de efeito são utilizadas para realizarmos comparações entre as medidas de frequência.

> **! IMPORTANTE**
> Estudos epidemiológicos: dois tipos de medidas:
> - De frequência.
> - De associação ou de efeito.

Efeito Absoluto e Efeito Relativo

As medidas de associação ou de efeito podem ser divididas em:
- **Efeito absoluto:** diferença entre as medidas de frequência.
- **Efeito relativo:** razão entre as medidas de frequência.

Medidas de Frequência

As medidas de frequência (**Prevalência** e **Incidência**) são utilizadas quando desejamos avaliar a ocorrência de determinados desfechos ou eventos em populações específicas.

Incidência

A medida de **incidência** é obtida a partir da realização de estudos epidemiológicos do tipo experimentais, como Ensaios Clínicos Randomizados (ECR) e, observacionais, como os de acompanhamento ou de coorte. Os delineamentos de estudos de coorte são aqueles em que se acompanham grupos de indivíduos ao longo do tempo, portanto, a medida de frequência dos delineamentos de estudos de coorte é a **incidência**.

A **incidência**, por definição, é uma medida que caracteriza o risco de desenvolver algum desfecho ou agravo. O conceito de incidência deve encaminhar à noção de intensidade, da velocidade com que novos casos de um ou mais desfechos ocorrem em uma determinada população.

Desta forma, se estivermos interessados em saber, por exemplo, a frequência de mortes nos 5 anos seguintes ao diagnóstico de um câncer de pulmão, ou o risco de transmissão vertical do HIV durante a gravidez ou parto em um grupo de mães infectadas pelo vírus que receberam terapias com fármacos antirretrovirais durante a gestação, a medida de frequência a ser calculada é a **incidência**.

A **incidência** pode ser definida como a probabilidade ou o risco de determinado desfecho ou evento ocorrer durante um período específico de tempo. Assim, a **incidência** de um desfecho é definida como o número de novos casos do desfecho que ocorrem durante um certo período de tempo em uma população sob risco de desenvolver este desfecho.

A **incidência** deste desfecho é uma proporção e, portanto, poderá variar de 0 a 1 ou de 0% a 100%.

> **IMPORTANTE**
>
> A **incidência** é o número de novos casos do desfecho ou agravo que ocorrem durante um período de tempo em uma população sob risco.

Observe que o elemento-chave na definição da incidência é o termo **novos casos** do desfecho. Note que a **incidência** é uma medida em que o desfecho é identificado em uma pessoa que o desenvolve em certo período, mas que não o apresentava previamente.

Assim, como a **incidência** é uma medida de **casos novos** do desfecho, por exemplo, a transição do estado de não doença para doença, ela é também uma estimativa do risco.

Esse risco pode ser observado em qualquer grupo populacional, como grupos etários particulares, homens ou mulheres, grupos com a mesma ocupação, ou um grupo que tenha sido exposto a certos agentes ambientais, como radiação ou toxina química.

O denominador de uma **incidência** representa o número de pessoas que estão sob risco de desenvolver o desfecho ou o agravo.

Para uma **incidência** ser significativa, qualquer indivíduo incluído no denominador deve ter potencial para se tornar parte do grupo contabilizado no numerador (novos casos). Outro aspecto importante em relação ao denominador é a questão do tempo.

As medidas de **incidência** podem usar dois tipos de denominadores: pessoas sob risco que são observadas durante um período de tempo definido; ou quando as pessoas não são observadas durante todo o período de tempo do estudo, assim, chamam-se de "pessoas-tempo em risco" ou seja consideram-se as unidades de tempo em que cada pessoa foi observada ao longo do período de acompanhamento.

> **IMPORTANTE**
>
> LEMBRE-SE... de sempre especificar o período de tempo de acompanhamento do estudo ao informar os resultados **(incidências)** de um estudo de coorte.

Incidência Cumulativa
Pessoas sob risco que são observadas durante um período de tempo definido.

No primeiro tipo de denominador para a **incidência**, especificamos o período de tempo do estudo e devemos nos certificar de que todos os indivíduos do grupo representado no denominador sejam acompanhados durante todo o período.

A escolha do tempo é arbitrada pelo pesquisador, que deverá considerar o tempo necessário para que o desfecho em estudo possa ocorrer.

Podemos calcular a incidência em 1 semana, 1 mês, 1 ano, 5 anos e assim por diante. O importante é que, seja qual for o período de tempo adotado, ele deve ser claramente especificado e todos os indivíduos incluídos no estudo devem estar sob risco e serem observados durante todo o período.

A **incidência**, calculada utilizando-se o período de tempo em que todos os indivíduos na população são considerados sob risco para desenvolverem o desfecho, é chamada de **incidência cumulativa**.

$$\text{Incidência cumulativa} = \frac{\text{N}^\circ \text{ de novos casos de um desfecho ocorrendo na população durante um determinado período de tempo}}{\text{N}^\circ \text{ de pessoas sob risco de desenvolver o desfecho durante esse período de tempo}} \times 100$$

Taxa ou Densidade de Incidência
Quando nem todas as pessoas são observadas pelo período de tempo completo. Pessoas-tempo em risco, ou unidade de tempo em que cada pessoa é observada.

Muitas vezes, entretanto, cada indivíduo do denominador não foi acompanhado durante todo o período especificado, por várias razões, incluindo perdas no acompanhamento ou mortes devidas a outras causas além da que está sendo estudada.

Quando diferentes indivíduos são observados por diferentes períodos de tempo, calculamos a **taxa de incidência** (também denominada por alguns autores de **densidade de incidência**), na qual o denominador consiste na soma das unidades de tempo em que cada indivíduo observado esteve sob risco. Isto é chamado "**pessoas-tempo em risco**" e é, muitas vezes, expresso como pessoas-mês ou pessoas-ano de observação.

Assim, se as pessoas sob risco são observadas por diferentes períodos de tempo, a **taxa ou densidade de incidência** é calculada da seguinte forma:

$$\text{Taxa ou densidade de incidência por 100} = \frac{\text{N}^\circ \text{ de novos casos da doença ocorrendo na população durante um determinado período de tempo}}{\text{Total de pessoas-tempo em risco (soma do período de tempo de observação de cada pessoa acompanhada por todo ou parte de tempo)}} \times 100$$

Então, não confunda...
Incidência cumulativa e taxa de incidência apresentam diferenças...

> **! IMPORTANTE**
>
> **INCIDÊNCIA CUMULATIVA**
> Os indivíduos são acompanhados durante todo o período do estudo.
>
> **TAXA DE INCIDÊNCIA**
> Os indivíduos são observados por diferentes períodos de tempo (pessoas-tempo em risco).

Obs.: Para ampliar seu conhecimento e exercitar a interpretação das medidas de incidência, recomendo a leitura de alguns artigos clássicos, tais como:

- História natural de aneurismas da aorta torácica – Clouse WD, Hallett JW Jr, Schaff HV, Gayari MM, Ilstrup DM, Melton LJ 3rd. Improved prognosis of thoracic aortic aneurysms: a population-based study. JAMA 1998 Dec 9;280(22):1926-9.
- Estudo Framingham – Dawber TR., Kannel WB, Lyell LP. An approach to longitudinal studies in a community: the Framingham Study. Ann N Y Acad Sci 1963 May 22;107:539-56.
- Mortalidade perinatal. Coorte de Pelotas, RS – Victora CG, Barros FC, Vaughan JP. Epidemiologia da Desigualdade: Um Estudo Longitudinal de 6.000 Crianças Brasileiras. São Paulo: Cebes/Hucitec; 1989.

Prevalência

Um dos delineamentos mais comumente empregado na investigação epidemiológica são os estudos transversais. A estrutura dos delineamentos de estudos transversais é semelhante à de estudos de coorte, porém, com uma diferença extremamente importante, nos estudos transversais as avaliações da presença ou ausência de exposição e da ocorrência ou não dos desfechos são realizadas em um único momento. Assim, a estratégia deste delineamento caracteriza-se pela observação direta dos indivíduos em uma única oportunidade. Desta forma, a medida de frequência obtida ao se delinear um epidemiológico do tipo transversal é a **prevalência**.

O conceito básico de **prevalência** encaminha para a noção de quantidade de desfechos ou agravos presentes na população. Em contraste com a **incidência**, a **prevalência** representa o percentual de determinado desfecho ou evento em um ponto particular do tempo, em vez de estimar o risco no futuro.

Assim, a **prevalência** é a medida do estado de saúde, ou seja, a presença do desfecho ou evento em um determinado ponto hipotético do tempo (momento).

A **prevalência** pode ser definida como o número de pessoas afetadas por determinado desfecho ou evento na população, dividido pelo número de pessoas da população naquele momento, isto é, indica qual proporção da população está afetada pelo desfecho naquele momento, ou ainda, representa a probabilidade de algum dos indivíduos da população apresentar o desfecho no momento da avaliação.

Assim sendo, a **prevalência** de determinado desfecho, que também é uma proporção, poderá variar de 0 a 1 ou de 0% a 100%.

> **! IMPORTANTE**
>
> **PREVALÊNCIA**
> É o número de pessoas com o desfecho ou evento, dividido pelo número de pessoas da população naquele momento.

A fórmula para cálculo da **prevalência** será...

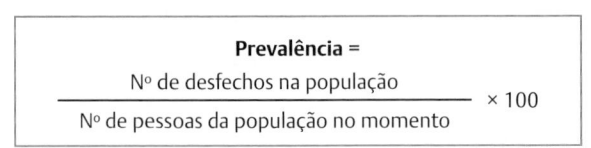

$$\text{Prevalência} = \frac{N^o \text{ de desfechos na população}}{N^o \text{ de pessoas da população no momento}} \times 100$$

Por exemplo, se estivermos interessados em realizar um estudo de base populacional para saber a **prevalência** de artrite reumatoide em uma comunidade num determinado momento, podemos visitar casas dessa comunidade e, por meio de entrevistas e exames físicos, determinar quantas pessoas têm artrite reumatoide no momento do exame, este será o numerador para o cálculo da **prevalência**. O denominador será a população da comunidade examinada naquela data.

Medidas de **prevalência** proporcionam valiosas informações para o planejamento de ações em serviços de saúde, que permitem comparações e análise de dados quantitativos entre diferentes comunidades.

Diferença Entre Incidência e Prevalência

Neste momento é importante considerar a seguinte questão: Qual a diferença entre **incidência e prevalência**?

A **prevalência** pode ser vista como uma parcela da população em um dado momento, no qual se determina aqueles que apresentam ou não o desfecho ou evento. Entretanto, com isso, não estamos determinando quando este desfecho ou evento se desenvolveu.

Alguns indivíduos podem ter desenvolvido recentemente e outros há alguns anos. Portanto, quando pesquisamos uma comunidade para estimar uma determinada **prevalência**, geralmente não levamos em conta sua duração.

Consequentemente, o numerador da **prevalência** inclui uma mistura de pessoas que apresentam diferentes durações do desfecho ou evento e, como resultado, não temos uma medida de risco.

Se nosso interesse for avaliar o risco, devemos utilizar a **incidência**, pois, em contraste com a **prevalência**, ela inclui somente casos ou eventos novos em um período de tempo determinado, durante o qual esses eventos ocorreram.

Relação Entre Prevalência e Incidência

Como vimos, a **prevalência** expressa o total de pessoas que apresentam o desfecho no momento, e a **incidência** os novos casos que surgem na população, desta forma, torna-se evidente que existe relação entre estas medidas.

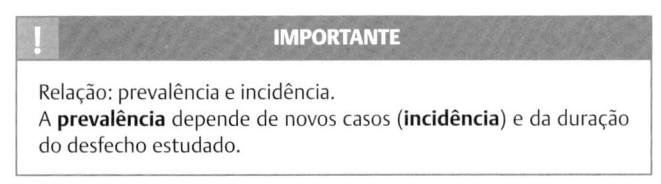

> **! IMPORTANTE**
> Relação: prevalência e incidência.
> A **prevalência** depende de novos casos (**incidência**) e da duração do desfecho estudado.

Ao observar a Figura 4-1, fica claro que a **prevalência**, além dos casos novos que possam ocorrer (**incidência**), será também afetada pela duração do desfecho estudado, que pode

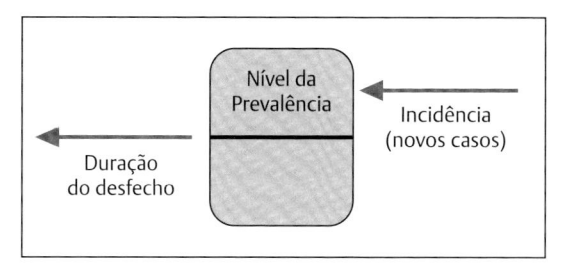

Fig. 4-1. Relação entre prevalência e incidência.

variar entre diferentes indivíduos ou populações, assim, quanto maior a duração média do desfecho, maior será a diferença entre a **prevalência e a incidência**.

Desta forma, imagine um exemplo hipotético, em que uma determinada epidemia apresente alta letalidade. Neste caso a **incidência** do desfecho será alta, porém como consequência de sua baixa duração, a **prevalência** será menor do que a **incidência**.

Já em outro exemplo hipotético, no caso de doenças crônicas (baixa letalidade), ocorrerá o contrário, em razão da maior duração da doença, a **prevalência** será maior do que a **incidência**.

Note que, em Epidemiologia, a palavra **prevalência** pode ser utilizada de duas maneiras:

- **Prevalência pontual**.
- **Prevalência em determinado período**.

Prevalência Pontual
Representa a **prevalência** de um desfecho em determinado ponto do tempo.

Prevalência no Período
Indica quantas pessoas tiveram o desfecho em qualquer época durante determinado período. O período de tempo pode ser arbitrariamente selecionado, tal como 1 mês, 2 ou 5 anos.

Algumas pessoas podem desenvolver a doença ou evento durante esse período, outras podem apresentar a doença ou evento antes e morrerem ou ficarem curadas durante esse período.

O ponto importante é que cada pessoa representada pelo numerador teve a doença ou evento em algum momento durante o período especificado.

> **! IMPORTANTE**
> A **prevalência** pode ser utilizada de duas maneiras:
> - **Prevalência** pontual.
> - **Prevalência** em determinado período.

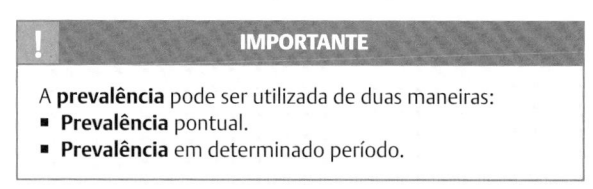

Os dois tipos de **prevalência** e a **incidência cumulativa**, são ilustrados no Quadro 4-1, usando, como exemplo, questões referentes à asma.

Quadro 4-1. Exemplos de prevalência pontual, no período e incidência cumulativa em estudos de asma por entrevista

Questão da entrevista	Tipo de medida
Você tem asma atualmente?	Prevalência pontual
Você teve asma nos últimos x anos?	Prevalência no período
Você já teve asma alguma vez?	Incidência cumulativa

Com estes conceitos em mente, ao eleger o delineamento de um estudo epidemiológico, observe que a medida de **prevalência** é extremamente importante para o planejamento de serviços de saúde.

Quando se utiliza a **prevalência**, também é possível fazer projeções e antecipar mudanças ocorridas na magnitude de desfechos ou eventos.

Medida de Associação ou de Efeito

As medidas de associação ou de efeito retratam a magnitude da relação estatística entre as variáveis de exposição e o desfecho em estudo.

Constituem-se no principal instrumento para a realização de inferências causais, ou seja, para analisarmos a possível associação entre as variáveis de exposição e a variável de desfecho (evento), precisaremos de uma medida que reflita a relação estatística entre elas.

As medidas de associação ou de efeito envolvem comparações diretas entre as medidas de frequência, que nos delineamentos de **coorte** são as **incidências** e nos delineamentos **transversais** são as **prevalências**.

Medidas de Associação: Efeito Absoluto

Efeito absoluto é a diferença entre as medidas de frequência (**prevalência** ou **incidência**). Suponha, por exemplo, que a **prevalência** ou a **incidência** de infarto agudo do miocárdio em uma população **A** tenha sido de 5%, enquanto na população **B** seja de 3%.

Assim, a medida de efeito absoluto será a diferença entre as medidas observadas nas populações **A** e **B**, ou seja, 5%-3% = 2 pontos percentuais.

Importante notar que o resultado da diferença entre as duas proporções como a **prevalência** ou a **incidência** é dado em pontos percentuais e não em porcentagem.

> **IMPORTANTE**
> A diferença entre duas proporções é dada em pontos percentuais.

Medidas de Associação: Efeito Relativo

O efeito relativo é razão entre as medidas de frequência, nos estudos **transversais**, a **prevalência** e nos estudos de **coorte**, a **incidência**.

Vejamos as duas situações.

Análise de Dados de Delineamentos de Estudos de Coorte Analíticos

Nos delineamentos de estudos de coorte, a medida de efeito utilizada para investigar a associação entre as variáveis de exposição e a variável de desfecho é chamada de **risco relativo (RR)**.

O RR é obtido dividindo-se as medidas de frequência, ou seja, a incidência verificada entre o grupo de indivíduos expostos pela incidência entre o grupo de indivíduos não expostos, conforme a fórmula abaixo;

$$\text{Risco Relativo} = \text{incidência entre os expostos} / \text{incidência entre os não expostos}$$

$$RR = \frac{\frac{a}{a+b}}{\frac{c}{c+d}}$$

> **! IMPORTANTE**
> - As medidas de associação demonstram a magnitude da relação estatística entre as variáveis em estudo.
> - Constituem-se no principal instrumento para inferências causais, ou seja, para analisarmos a associação entre as variáveis de exposição e a variável de desfecho.

Considere um exemplo, com dados fictícios, sobre a associação entre o alcoolismo (variável de exposição) e a cirrose hepática (variável de desfecho) – Quadro 4-2.

Selecionou-se um grupo de 400 alcoolistas (indivíduos expostos) e outro de 720 não alcoolistas (indivíduos não expostos) que não apresentavam o desfecho (cirrose hepática) no início do estudo.

Ambos os grupos são acompanhados por 15 anos para avaliar o desenvolvimento de cirrose hepática e suas **incidências** serão comparadas no final do estudo.

A cirrose hepática se desenvolveu em 40 indivíduos alcoolistas e em 36 não alcoolistas.

Aplicando-se as respectivas fórmulas temos como resultado uma incidência de cirrose hepática de 10% (40/400) entre os indivíduos alcoolistas (expostos) e 5% (36/720) entre os não alcoolistas (não expostos), no período de 15 anos.

Então, o risco relativo será a razão entre estas **incidências** [**incidência** entre os expostos (10%) dividido pela **incidência** entre os não expostos (5%)], ou seja, 2.

Quadro 4-2. Delineamento de um estudo de coorte analítico (dados fictícios) sobre a associação entre alcoolismo (exposição) e cirrose hepática (desfecho)

	Desenvolvem cirrose hepática	Não desenvolvem cirrose hepática	Totais	Incidência
Alcoolistas	40	360	400	$\frac{40}{400}$
Não alcoolistas	36	684	720	$\frac{36}{720}$

Obs.: Veja como interpretar o RR a seguir.

Análise de Dados de Delineamentos de Estudos Transversais Analíticos

Uma tabela do tipo 2 × 2 pode ser utilizada para a análise de dados de delineamentos de estudos transversais analíticos.

Observe no Quadro 4-3, que definimos a população, determinamos a presença ou ausência da exposição e a presença ou ausência do desfecho para cada indivíduo.

Assim, cada pessoa pode então ser categorizada em um dos quatro subgrupos possíveis.

Coloca-se nas colunas os indivíduos com e sem o desfecho e nas linhas os expostos e não expostos. Assim, observamos a tabela 2 × 2 no Quadro 4-3:

- Na casela "a", estão alocadas as pessoas que estão expostas e apresentam o desfecho.
- Na casela "b" as pessoas, que estão expostas, mas não apresentam o desfecho.
- Na casela "c" estão as pessoas que apresentam o desfecho, mas não estão expostas.
- Na casela "d" estão as pessoas que não estão expostas nem apresentam o desfecho.

Assim, utilizando-se a tabela 2 × 2, podemos calcular a **prevalência** da exposição (a+b/n) e a **prevalência** total do desfecho (a+c/n).

Para avaliarmos se existe associação entre a exposição e o desfecho, calculamos a **prevalência** do desfecho entre os indivíduos expostos (a/a+b) e a comparamos com a **prevalência** do desfecho entre os não expostos (c/c+d).

Apresentamos no Quadro 4-4 um exemplo com dados fictícios, sobre a associação entre a presença do Zika vírus durante a gestação (exposição) e o nascimento de bebês com microcefalia (desfecho).

Selecionou-se um grupo de 67 mães que tiveram o Zika vírus durante a gestação (expostas) e observou-se que cinco delas tiveram seus bebês nascidos com microcefalia, enquanto no grupo de 82 mães que não apresentaram o vírus na gestação (não expostas), o número de bebês nascidos com microcefalia foi de dois.

Quadro 4-3. Tabela 2 × 2 para a análise de dados de delineamentos de estudos transversais analíticos

	Com desfecho	Sem desfecho	Total
Expostos	a	b	a+b
Não expostos	c	d	c+d
Total	a+c	b+d	n

Quadro 4-4. Delineamento de estudo transversal (dados fictícios), sobre a associação entre a presença do Zika vírus durante a gestação (exposição) e o nascimento de bebês com microcefalia (desfecho)

	Bebês que presentam microcefalia	Bebês que não presentam microcefalia	Totais	Prevalência
Com Zika vírus na gestação	05	62	67	$\dfrac{5}{67}$
Sem Zika vírus na gestação	02	80	82	$\dfrac{2}{82}$
Total	07	142	149	

OCORRÊNCIA DE DOENÇAS

Quadro 4-5. Exemplos da expressão do risco relativo (RR) ou *Odds Ratio* (OR) em percentuais

Resultado do estudo	Operação matemática	Interpretação dos dados
RR ou OR = 1,24	1,24 − 1 = 0,24	Fator de risco de 24%
RR ou OR = 1,96	1,96 − 1 = 0,96	Fator de risco de 96%
RR ou OR = 2,18*	2,18 − 1 = 1,18*	Fator de risco de 118%*
RR ou OR = 0,77	1 − 0,77 = 0,23	Fator de proteção de 23%
RR ou OR = 0,35	1 − 0,35 = 0,65	Fator de proteção de 65%
RR ou OR = 0,10	1 − 0,10 = 0,90	Fator de proteção de 90%

* Note que as medidas de risco são razões entre duas proporções, logo, podem variar de zero ao infinito.

Assim, aplicando-se as respectivas fórmulas, temos a **prevalência** de Zika vírus durante a gestação (**prevalência** da exposição) de 45,0% (67/149), já a prevalência total de microcefalia foi de 4,7% (07/149).

Enquanto que a **prevalência** do nascimento de bebês com microcefalia entre as mães que tiveram o Zika vírus durante a gestação (**prevalência** do desfecho entre as expostas) foi de 7,5% (05/67) e a **prevalência** do nascimento de bebês com microcefalia entre as mães que não tiveram o Zika vírus durante a gestação (**prevalência** do desfecho entre as não expostas) foi de 2,4% (02/82).

De posse destes resultados, podemos calcular a medida de efeito relativo (risco), que nos estudos transversais é uma razão entre a **prevalência** nos expostos e a **prevalência** entre os não expostos.

A esta medida (razão entre **prevalências**) se convencionou chamar de *Odds Ratio* (OR), que é a medida que estima o risco relativo que calculamos nos estudos de coorte.

Logo, o *Odds Ratio* será obtido dividindo-se a **prevalência** entre os indivíduos expostos (7,5%) pela **prevalência** entre os não expostos (2,4%). OR = (7,5%/2,4%) = 3,1.

Note que o *Odds Ratio*, obtido nos delineamentos de estudos transversais, estima o risco relativo, obtido nos delineamentos de estudos de coorte, sua interpretação será a mesma do RR.

Obs.: Veja como interpretar o OR e RR no Quadro 4-5.

ANÁLISE DOS DADOS
Interpretação das Medidas de Associação (Efeito Relativo)

Nos delineamentos de estudos do tipo analítico as medidas de associação (efeito relativo), risco relativo (RR) ou *Odds Ratio* (OR), respondem a seguinte pergunta:

Existe Associação entre a Variável de Exposição e a Variável de Desfecho Estudados?

Como já foi visto, o RR ou o OR são razões entre as medidas de frequência (incidência ou prevalência) obtidas no grupo de indivíduos expostos e as observadas no grupo de indivíduos não expostos, desta forma, inicialmente, existem dois resultados possíveis.

Existe Associação Entre a Exposição e o Desfecho?
Imagine que o RR ou OR de seu estudo tenha sido igual a 1.

Para isto acontecer (reveja as fórmulas já mencionadas) é preciso que o numerador seja igual ao denominador, ou seja, a **incidência** (ou **prevalência**) verificada no grupo de indivíduos expostos seria igual à do grupo de indivíduos não expostos.

Sendo iguais, o RR ou OR = 1 indicariam não haver associação entre a variável de exposição e a variável de desfecho estudadas.

> **! IMPORTANTE**
> RR ou OR igual a 1 indicam que a **incidência/prevalência** entre os expostos é a mesma dos não expostos, logo **não** existe associação entre a exposição e o desfecho.

Entretanto, o RR ou OR podem ser diferentes de 1.

Para isto acontecer o numerador deverá ser diferente do denominador, assim, o RR ou OR sendo diferentes de 1, indicam que as **incidências/prevalências** foram diferentes entre os grupos, ou seja, existe associação entre a exposição e o desfecho estudados.

> **! IMPORTANTE**
> RR ou OR diferentes de 1 mostram que a **incidência/prevalência** dos expostos é diferente dos não expostos, logo **existe** associação entre a exposição e o desfecho

Em que Sentido se Dá a Associação Observada?
Então, hipoteticamente, imagine que em sua pesquisa o RR ou OR encontrado foi diferente de 1, indicando que existe associação entre a exposição e o desfecho estudados, pois as **incidências/prevalências** foram diferentes entre os grupos.

Para dar sequência ao processo de análise dos dados do estudo, a próxima pergunta a ser respondida será a seguinte:

Em que sentido se dá a associação observada?
Observe que a medida de efeito relativo (RR ou OR) será sempre um número positivo, porém, poderá ser maior ou menor do que 1.

No caso de o RR ou OR ser **maior** do que 1, isto estará indicando que o numerador foi maior do que o denominador, ou seja, que a **incidência/prevalência** do desfecho foi maior no grupo de indivíduos expostos.

Desta forma, pode-se concluir que o fato de os indivíduos deste grupo estarem expostos os faz apresentar maior número de desfechos, ou seja, que a exposição em estudo é um fator de **risco** para a ocorrência do desfecho.

Entretanto, o RR ou OR poderá ser **menor** do que 1, desta vez evidenciando que o numerador foi menor do que o denominador, ou seja, que a **incidência/prevalência** do desfecho foi menor no grupo de indivíduos expostos.

Neste caso, podemos concluir que o fato de os indivíduos deste grupo estarem expostos os faz apresentar um número menor de desfechos, ou seja, que a exposição em estudo é um fator de **proteção** para a ocorrência do desfecho.

> **IMPORTANTE**
>
> RR ou OR **maior** do que 1 ...
> indica que a exposição é um fator de risco para o desfecho
> **RR ou OR > 1 = risco**
>
> RR ou OR **menor** do que 1 ...
> indica que a exposição é um fator de **proteção** para o desfecho
> **RR ou OR < 1 = proteção**

Qual a Magnitude da Associação Observada?

O passo seguinte do processo de análise dos dados, será estimar a magnitude da associação observada.

Por exemplo, se a exposição for um fator de risco, pode-se calcular o quanto o fato de um indivíduo estar exposto aumenta o risco de ocorrência do desfecho. Imagine, por exemplo, que em seu estudo você encontrou um RR ou OR de 1,64, já sabemos que a exposição está associada ao desfecho, que é um fator de risco, mas qual é a magnitude deste risco?

Você pode simplesmente dizer que os indivíduos expostos apresentam 1,64 vez mais risco do que os não expostos, ou, mais comumente, expressar este risco em percentual.

Para expressar o RR em percentual você precisará realizar uma operação matemática bastante simples, tenha em mente o resultado que indica a não associação (RR ou OR = 1), assim, o risco será o que exceder a unidade.

Desta forma, se o resultado de seu estudo foi 1,64, tome este valor e subtraia 1, você encontrará 0,64 e então multiplique por 100, este resultado será o percentual de risco, ou seja, a presença da variável de exposição aumenta o risco de ocorrência do desfecho em 64%.

Caso a exposição seja um fator de proteção, podemos calcular o quanto um sujeito exposto estará protegido da ocorrência do desfecho.

Suponha que seu estudo encontrou um RR ou OR de 0,48, já sabemos que a exposição está associada ao desfecho e que é um fator de proteção, mas qual a magnitude desta proteção?

Do mesmo modo que para o fator de risco, tenha em mente a não associação (RR ou OR = 1), entretanto, o que queremos saber agora é o quanto este número é menor do que 1.

Para isso, tome a unidade e subtraia o RR ou OR encontrado (0,48); você terá 0,52, multiplique por 100 e você terá 52%, que é o percentual de proteção, assim, diz-se que os sujeitos expostos terão 52% menos chance de desenvolverem o desfecho, ou ainda, estar exposto confere 52% de proteção.

Veja o Quadro 4-5, para outros exemplos da expressão do RR ou OR em percentuais.

> **IMPORTANTE**
>
> Lembre-se que as medidas de risco são razões, logo podem variar de zero ao infinito

> **IMPORTANTE**
>
> Tenha sempre em mente que a interpretação dos resultados de estudos **transversais** analíticos guarda semelhanças importantes com a dos de estudos de **coorte** também analíticos, com a diferença que, nos estudos transversais, estamos lidando com prevalências e não com as incidências dos estudos de coorte.

REFERÊNCIAS BIBLIOGRÁFICAS

1. Merton RK, Sills DL, Stigler SM. The Kelvin Dictum and social science: an excursion into the history of an idea. J Hist Behav Sci. 1984;20(4):319-31.
2. Mukherjee S. O imperador de todos os males: uma biografia do câncer. São Paulo: Companhia das Letras; 2012. p. 648.

ESTATÍSTICAS DE MORTALIDADE

Você não morre por ter nascido, nem por ter vivido, nem por idade avançada.
Você morre por algum motivo...
Morte natural não existe.
Nada do que acontece ao homem é natural,
pois a sua presença coloca o mundo em questão.

Simone de Beauvoir,[1] em A Very Easy Death

As estatísticas de mortalidade, embora isso pareça paradoxal, têm sido utilizadas principalmente para avaliação dos níveis de saúde de populações, bem como para apontar a necessidade de adoção de medidas preventivas em geral, como melhora das condições de saneamento básico, redução do hábito de fumar, rastreamento para diagnóstico precoce de diversos tipos de câncer, com o objetivo primordial de redução do número de mortes por causas evitáveis.

Segundo o editorial do American Journal of Public Health de 1987: "As causas de morte declaradas nos atestados de óbito representam a fonte individual mais importante sobre doenças, nos níveis nacional, regional e local para o conjunto da população."

As estatísticas de mortalidade são largamente utilizadas em pesquisas médicas, monitoramento de saúde coletiva, planejamento e avaliação da atenção destinadas à saúde.

Elas são baratas, compreensíveis e disponíveis em grande número de países, são coletadas segundo normas estabelecidas e cobrem longos períodos de tempo.

> **! IMPORTANTE**
>
> As estatísticas de mortalidade são utilizadas para:
> - Avaliação dos níveis de saúde de populações.
> - Apontar a necessidade de adoção de medidas preventivas.

As estatísticas de mortalidade podem ser utilizadas em diversas áreas, com diferentes objetivos, dentre eles, destacam-se:

- Avaliar a situação da saúde de determinada população.
- Avaliar programas de saúde, por exemplo, campanhas de vacinação em massa para poliomielite, difteria, sarampo, febre amarela etc.
- Vigilância epidemiológica.
- Análise de tendências em saúde pública.
- Epidemiologia descritiva.

- Estudos retrospectivos.
- Estudos prospectivos.
- Mortalidade evitável.
- Anos potenciais de vida perdidos (APVP).
- Causas múltiplas de morte.
- Usos pelo setor econômico para avaliar o impacto ou custos de determinada doença, principalmente nos casos de mortes evitáveis ou precoces.
- Avaliação do impacto de fatores de risco.

Desta forma, as estatísticas de mortalidade são de grande interesse por várias razões. Do ponto de vista do estudo da ocorrência de doenças, a expressão da mortalidade em termos quantitativos pode determinar diferenças no risco de morte por uma doença entre pessoas de diferentes áreas geográficas e/ou em diferentes extratos de uma mesma população.

As taxas de mortalidade podem servir como medidas de gravidade de diversas doenças e ajudar a determinar o quanto determinado tratamento se tornou mais efetivo ao longo do tempo.

Adicionalmente, dado o problema que frequentemente surge para a identificação de novos casos de uma doença, as taxas de mortalidade podem substituir as taxas de incidência, quando a doença a ser estudada é grave e letal.

No Brasil existe o Sistema de Informação Sobre Mortalidade (SIM), desenvolvido pelo Ministério da Saúde em 1975, produto da unificação de mais de quarenta modelos de instrumentos utilizados ao longo dos anos para coletar dados sobre mortalidade no país.

Possui variáveis que permitem, a partir da causa *mortis* atestada pelo médico, construir indicadores e processar análises epidemiológicas que contribuam para a eficiência da gestão em saúde.

> **IMPORTANTE**
> Brasil. Ministério da Saúde, 1975.
> Sistema de Informação Sobre Mortalidade (SIM)
> - Importante ferramenta de gestão.

O SIM foi informatizado em 1979 e, 12 anos depois, com a implantação do SUS, sob a premissa da descentralização, teve sua coleta de dados repassada aos Estados e Municípios, através de suas respectivas Secretarias de Saúde.

Com a finalidade de reunir dados quantitativos sobre óbitos ocorridos no Brasil, o SIM é considerado uma importante ferramenta de gestão na área da saúde, disponibilizando dados que podem subsidiar a tomada de decisão em diversas áreas da assistência.

No âmbito federal, sua gestão está afeita à Secretaria de Vigilância à Saúde, o SIM dispõe de um ambiente de compartilhamento de informações *on-line* com diversas utilidades e aplicações.[2]

ALGUMAS DAS PRINCIPAIS MEDIDAS DE MORTALIDADE

Os principais indicadores do nível do processo saúde/doença são embasados nos sistemas de estatísticas vitais. Denominam-se taxas ou coeficientes as relações entre o número de eventos reais e os que poderiam acontecer. Por exemplo, supondo que um determinado coeficiente seja 0,00035, o que se estará afirmando é que este coeficiente corresponde a 35 por 100.000 (35/100.000) ou seja, que haveria a possibilidade de ocorrer 100.000 eventos, mas que, destes, só ocorreram, efetivamente, 35.

As fórmulas de cálculos das principais taxas ou coeficientes de mortalidade serão apresentadas a seguir.

Taxas ou Coeficientes de Mortalidade

Existem diferentes tipos de taxas ou coeficientes que podem estimar o número de mortes em termos quantitativos, a seguir apresentaremos algumas das mais utilizadas.

Taxa de Mortalidade Anual por Todas as Causas

A primeira delas, genericamente denominada de taxa de mortalidade geral, é a taxa de mortalidade anual, ou taxa de mortalidade por todas as causas, calculada pela fórmula:

$$\text{Taxa de mortalidade anual por todas as causas (por 1.000 pessoas)} = \frac{\text{N}^{\text{o}} \text{ total de mortes por todas as causas em 1 ano}}{\text{N}^{\text{o}} \text{ de pessoas na população no meio do ano}} \times 1.000$$

Observe que, como a população muda ao longo do tempo, o número de pessoas na metade do ano é usado como uma aproximação.

Os mesmos princípios mencionados na discussão de morbidade são aplicados para mortalidade, ou seja, para a taxa de mortalidade fazer sentido, qualquer pessoa representada pelo grupo que consta no denominador deve ter o potencial de entrar para o grupo do numerador.

Quando seus valores não são padronizados, também é chamada de **taxa bruta de mortalidade**.

Pode ser aplicada para a avaliação do estado sanitário de populações-alvo, permite correlacionar os níveis de saúde ou realizar estudos comparativos entre diferentes localidades em uma mesma época.

Entretanto, convém lembrar que, embora bastante utilizada, a **taxa de mortalidade geral** apresenta certas limitações, em especial, devidas à qualidade dos registros e diferenças na estrutura etária das populações comparadas.

Populações podem diferir em relação a diversas características que afetem a mortalidade, das quais a distribuição das idades é a mais importante.

Desta forma, em relação à estrutura etária de diferentes populações, a adoção de técnicas de padronização para evitar confundimentos, são alternativas metodológicas importantes.

No Brasil, segundo o Instituto Brasileiro de Geografia e Estatística (IBGE), a taxa bruta de mortalidade, por mil habitantes, foi 6,03 em 2012; 6,04 em 2013; 6,06 em 2014 e de 6,08 em 2015.[3]

Taxa de Mortalidade Anual por Todas as Causas em Grupos Populacionais Específicos

Ocorre que nem sempre estaremos interessados em uma taxa para a população como um todo, muitas vezes se deseja focar apenas um determinado grupo populacional específico, por idade, sexo, grupos étnicos ou determinada doença.

Por exemplo, se conduzirmos um estudo cujo interesse fosse a mortalidade de crianças com menos de 10 anos de idade, poderíamos calcular uma taxa especificamente para esse grupo:

$$\text{Taxa de mortalidade anual por todas as causas em crianças menores de 10 anos (por 1.000 pessoas)} = \frac{\text{N}^\circ \text{ de mortes por todas as causas em 1 ano em crianças menores de 10 anos}}{\text{N}^\circ \text{ de crianças na população menores de 10 anos na metade do ano}} \times 1.000$$

Importante observar que, ao se colocar uma restrição, como por exemplo idade, a mesma deve ser aplicada tanto no numerador quanto no denominador, de maneira que cada pessoa no grupo do denominador esteja sob risco de passar para o grupo do numerador.

Quando se coloca uma restrição em uma taxa, ela é chamada de taxa específica. Assim, chamaríamos o exemplo acima de taxa de mortalidade específica por idade.

Também podemos colocar uma restrição em uma taxa através de um diagnóstico específico, e assim limitar a taxa de mortes para aquela determinada doença, isso é, taxa de doença específica ou taxa por causa específica, como por exemplo o câncer.

No Brasil, temos o Instituto Nacional de Câncer (INCA), um órgão auxiliar do Ministério da Saúde no desenvolvimento e coordenação das ações integradas para a prevenção e o controle do câncer.

Responsável pela prevenção e controle do câncer no Brasil, o INCA desenvolve ações, campanhas e programas em âmbito nacional em atendimento à Política Nacional de Atenção Oncológica do Ministério da Saúde.

Estas ações compreendem a assistência médico-hospitalar, prestada direta e gratuitamente aos pacientes com câncer como parte dos serviços oferecidos pelo Sistema Único de Saúde, e a atuação em áreas estratégicas, como prevenção e detecção precoce, formação de profissionais especializados, desenvolvimento da pesquisa e geração de informação epidemiológica.

O INCA coordena vários programas nacionais para o controle do câncer e, desde outubro de 2009, está equipado com o mais moderno parque público de diagnóstico por imagem da América Latina, o Centro de Pesquisa em Imagem Molecular.[4]

Desta forma, se tomarmos como exemplo a mortalidade por câncer de pulmão, poderíamos calculá-la da seguinte maneira:

$$\text{Taxa de mortalidade anual por câncer de pulmão (por 1.000 pessoas)} = \frac{\text{N}^\circ \text{ de mortes por câncer de pulmão em 1 ano}}{\text{N}^\circ \text{ de pessoas na população na metade do ano}} \times 1.000$$

Podemos ainda colocar restrições em mais de uma característica simultaneamente, por exemplo, idade (menores de 10 anos) e causa de morte (leucemia), como segue:

$$\text{Taxa de mortalidade anual por leucemia em crianças menores de 10 anos (por 1.000 pessoas)} = \frac{\text{N}^\circ \text{ de mortes por leucemia em 1 ano em crianças com menos de 10 anos}}{\text{N}^\circ \text{ de crianças menores de 10 anos na população na metade do ano}} \times 1.000$$

Note que o tempo também deve ser especificado em qualquer taxa de mortalidade. A mortalidade pode ser calculada em 1, 3, 5 anos, ou mais. O período selecionado é arbitrário, mas ele deve ser especificado precisamente.

Taxa de Mortalidade Específica por Acidentes do Trabalho

Outro exemplo que pode ser citado, é a utilização de um determinado grupo populacional específico, em relação a certa exposição. Podemos, hipoteticamente, estimar o risco de morte por acidente de trabalho e dimensionar sua magnitude entre trabalhadores com cobertura previdenciária específica.

No Brasil, trabalhadores segurados são os que possuem cobertura previdenciária contra incapacidade laborativa decorrente de riscos ambientais do trabalho.

Assim, o a taxa de mortalidade específica por acidentes do trabalho será o número de óbitos devidos a acidentes do trabalho, por 100 mil trabalhadores segurados, em determinado espaço geográfico, no ano considerado.

$$\text{Coeficiente ou taxa de mortalidade específica por acidentes do trabalho}$$
$$\frac{\text{Óbitos por acidentes do trabalho entre segurados cobertura previdenciária específica}}{\text{N}^\circ \text{ médio anual* de segurados com cobertura previdenciária específica}} \times 100.000$$

*Utiliza-se a média anual por causa da flutuação, durante o ano, do número de segurados.

A taxa de mortalidade específica por acidentes do trabalho estima o risco de morte por acidente de trabalho e dimensiona a sua magnitude entre trabalhadores com cobertura previdenciária específica.

Expressa o nível de segurança no ambiente de trabalho, associado a fatores de risco decorrentes da ocupação e da atividade econômica exercida.

Denota também as condições de diagnóstico e da assistência médica dispensada, bem como a qualidade do registro das ocorrências.

Taxas de Letalidade

Deve-se diferenciar as taxas de **mortalidade** e as de **letalidade**. **Letalidade** expressa o potencial de determinada doença ou agravo de provocar a morte de pessoas acometidas por ela, ou seja, é uma proporção aplicada para avaliar a gravidade de doenças ou agravos.

A **taxa de letalidade** é obtida dividindo-se o número de mortes devidas a determinada causa pelo número de pessoas que foram acometidas pela doença. A **taxa de letalidade** é calculada como segue:

$$\text{Taxa de letalidade (percentual)} = \frac{\text{N}^\text{o} \text{ de indivíduos morrendo durante um período específico de tempo após o início da doença ou o seu diagnóstico}}{\text{N}^\text{o} \text{ de indivíduos com a doença específica}} \times 100$$

Em outras palavras, qual o percentual de pessoas diagnosticadas com certa doença que morrem em determinado tempo após seu diagnóstico?

Seria ideal usar a data do início da doença como o começo do período especificado no numerador, entretanto esta data precisa é, normalmente, difícil de ser obtida, uma vez que muitas doenças se desenvolvem silenciosamente por longos períodos de tempo.

Assim, em muitas doenças crônicas, pode ser difícil especificar quando o processo patológico se iniciou. Então, na prática clínica, por ser mais facilmente obtida por meio de registros médicos disponíveis, muitas vezes é usada a data do diagnóstico como substituição à data do início da doença.

Importante ressaltar a diferença entre as taxas de **letalidade** e de **mortalidade**.

Na **taxa de mortalidade**, o denominador é constituído por toda a população sob risco de morrer pela doença, incluindo os que têm ou não a doença (mas estão sob risco de desenvolvê-la).

Na **taxa de letalidade**, entretanto, o denominador é composto apenas por aqueles que apresentam a doença.

Assim, a **taxa de letalidade** é uma medida de severidade da doença e também pode ser utilizada para avaliar os benefícios de uma nova terapia, pois, com a melhora do paciente frente ao tratamento, espera-se o declínio da taxa de letalidade.

> **! IMPORTANTE**
> - Taxa de mortalidade... o denominador é constituído por toda a população sob risco de morrer pela doença.
> - Taxa de letalidade... o denominador é composto apenas por aqueles que apresentam a doença.

Analise, a seguir, um exemplo (fictício), para ilustrar a importante diferença entre as taxas de **mortalidade** e **letalidade**.

Considerando-se uma população de 200.000 pessoas, suponha que 40 delas tenham a doença X. Após o período de 1 ano, 36 pessoas morrem em decorrência desta doença. Veja os dados comparativos no Quadro 5-1.

Quadro 5-1. Exemplo ilustrativo da diferença entre as taxas de mortalidade e letalidade

Taxa de mortalidade	36/200.000 = 0,00018 ou 0,018%
Taxa de letalidade	36/40 = 0,9 ou 90%

Portanto, com os dados do exemplo, podemos concluir que a **taxa de mortalidade** é muito baixa, 0,018%, já que a doença é rara; entretanto, uma vez que a pessoa contraia a doença, suas chances de morrer são muito altas, pois a **taxa de letalidade** é de 90%.

Mortalidade Proporcional

Outra medida bastante utilizada para expressar a mortalidade é a proporcional, que é a distribuição proporcional de óbitos em relação a algumas variáveis de interesse, como a causa do óbito e a idade. Mede a participação relativa dos principais grupos de causas de morte no total de óbitos com causa definida.

Podem ser utilizadas para analisar variações geográficas e temporais da mortalidade por determinadas causas, idade e sexo. Contribuem para a avaliação dos níveis de saúde da população.

São ainda utilizadas para subsidiar processos de planejamento, gestão e avaliação de políticas de saúde voltadas para grupos etários específicos.

Uma possível limitação é que os bancos de dados nacionais apresentam cobertura insatisfatória em muitas áreas do país, ou seja, a subnotificação de óbitos pode estar desigualmente distribuída entre diferentes faixas etárias, resultando em distorções na proporcionalidade dos óbitos informados.

Lembre-se de que o preenchimento incorreto da "causa da morte", no atestado médico do óbito, pode resultar em estatísticas inadequadas, que podem, até mesmo, inviabilizar o seu uso.

Por se tratarem de proporções, multiplica-se por 100, e não por 1.000, a mortalidade proporcional por causa é expressa pela fórmula:

$$\text{Mortalidade proporcional por causa} = \frac{\text{N}^\circ \text{ de de mortes devidas a determinada doença, por faixa etária}}{\text{Total de mortes no período, excluídas as causas mal definidas}} \times 100$$

Em outras palavras, a mortalidade proporcional responde a seguinte questão:

Dentre todas as mortes no período, qual proporção foi causada por determinada doença?

Ou seja, mede a participação relativa de óbitos por grupos de causas em relação ao total de óbitos.

A mortalidade proporcional, quando expressa o percentual de óbitos de pessoas de 50 anos ou mais, é considerado como um bom indicador do nível de saúde de determinada população, pois revela o percentual de pessoas que atingem a idade de 50 anos.

Na medida em que não é afetado pela estrutura etária da população, o cálculo da mortalidade proporcional permite a comparação entre diferentes coletividades, as quais podem ser classificadas, segundo os valores observados, em quatro grupos:

- Igual ou superior a 75%.
- De 50 a 74%.
- De 25 a 49%.
- Inferior a 25%.

O cálculo da mortalidade proporcional, quando elaborado ano a ano, é de grande valia na análise da situação de saúde, por permitir apreciar as flutuações do indicador de ano para ano e acompanhar, assim, sua tendência secular.

Mortalidade Proporcional por Causas Mal Definidas

Representa o percentual de óbitos por causas mal definidas na população residente, em determinado espaço geográfico, no ano considerado. A mortalidade proporcional por causas mal definidas reflete a qualidade da informação que permite identificar a causa básica da morte na declaração de óbito.

As dificuldades estão, em geral, associadas ao uso de expressões ou termos imprecisos, sinaliza a disponibilidade de infraestrutura assistencial e de condições para o diagnóstico de doenças, bem como a capacitação profissional para preenchimento das declarações de óbito.

Em áreas com baixa cobertura do sistema de informações de mortalidade, tende a estar subestimado.

Observe que em regiões que costumam apresentar condições assistenciais insatisfatórias tendem a prejudicar a identificação das causas de morte.

$$\text{Mortalidade proporcional por causas mal definidas} = \frac{\text{Óbitos de residentes por causas mal definidas}}{\text{Total de óbitos residentes}} \times 100$$

No Brasil, segundo o Ministério da Saúde/SVS, Sistema de Informações sobre Mortalidade (SIM), observa-se uma tendência de redução da proporção de causas mal definidas, fato que indica melhoras na qualidade dos registros das estatísticas de mortalidade.

Entretanto, ainda se mantém em níveis elevados, em especial nas regiões Nordeste e Norte, nas quais fica comprometida a análise da mortalidade segundo a causa.

Taxa de Mortalidade Específica por Causas Externas

Morte por causa externa (ou não natural) é aquela que decorre de lesão provocada por violência (homicídio, suicídio, acidente ou morte suspeita), qualquer que tenha sido o tempo entre o evento lesivo e a morte.

Desta forma, a taxa de mortalidade específica por causas externas é o número de óbitos por causas externas por 100 mil habitantes, na população residente em determinado espaço geográfico, no ano considerado.

Ao estimar o risco de mortes ocorridas em razão de acidentes e violência, esta taxa dimensiona a sua magnitude como problema de saúde pública, reflete aspectos culturais e de desenvolvimento social e econômico, com o concurso de fatores de risco específicos para cada tipo de acidente ou violência.

Expressa ainda as condições da assistência médica dispensada e a qualidade do registro das ocorrências. Note que esta taxa é computada por 100.000.

$$\text{Coeficiente ou taxa de mortalidade específica por causas externas} = \frac{\text{Óbitos de residentes por causas externas}}{\text{População total residente ajustada ao meio do ano}} \times 100.000$$

Taxa de Mortalidade Infantil

O número de mortes de crianças em seu primeiro ano de vida, fornece a base de cálculo para a taxa de mortalidade infantil, que consiste no número de mortes de crianças com menos de 1 ano de idade em referência a cada mil crianças nascidas vivas no período de 1 ano.

Assim, a taxa de mortalidade infantil, expressa a relação entre o número de óbitos de menores de 1 ano e o número de nascidos vivos, ocorridos a cada mil crianças nascidas vivas no período de 1 ano.

A taxa de mortalidade infantil é um poderoso indicador social, pois, ao representar o número de crianças que morreram antes de completar 1 ano de vida, indica a qualidade dos serviços de saúde, saneamento básico e educação de uma cidade, país ou região.

Dentre os principais fatores causadores de mortalidade infantil estão a falta de assistência e acompanhamento médico às gestantes, assistência deficiente à saúde; desnutrição; ausência de políticas públicas, deficiência ou ausência de saneamento básico.

Infelizmente, em países pobres como Afeganistão, Chade, Angola, Guiné-Bissau, Nigéria e Somália, até hoje são verificadas taxas de mortalidade infantil extremamente altas.

Esta taxa é considerada um dos melhores indicadores do nível de saúde de uma população, já que, teoricamente, nenhuma criança deveria morrer antes de 1 ano de idade, com exceção daquelas que nascem com más formações congênitas.

Pode ser utilizado para subsidiar processos de planejamento, gestão e avaliação de políticas e ações de saúde voltadas para a atenção no período de pré-natal, parto e proteção da saúde infantil.

As taxas de mortalidade infantil geralmente são classificadas em altas (50 ou mais), médias (20-49) e baixas (menos de 20), em função de valores já alcançados em sociedades mais desenvolvidas.

Entretanto, estes parâmetros devem ser periodicamente ajustados a eventuais alterações no perfil epidemiológico.

As taxas de mortalidade infantil são bastante utilizadas para analisar variações populacionais, geográficas e temporais da mortalidade infantil, identificando situações de desigualdade e tendências que demandem ações e estudos específicos.

Ao contribuir para a avaliação dos níveis de saúde e de desenvolvimento socioeconômico da população, permite comparações entre regiões do país, estados e mesmo entre os demais países.

Pode subsidiar os processos de planejamento, gestão e avaliação de políticas e ações de saúde voltadas para a atenção no período pré-natal e ao parto, bem como para a proteção da saúde infantil.

No Brasil, ainda que os valores médios continuem elevados, sobretudo nas regiões Norte e Nordeste, observa-se uma tendência consistente de redução da mortalidade infantil em todas as regiões, o que reflete melhoras nas condições de vida, declínio da fecundidade e o efeito de intervenções públicas nas áreas de saúde, saneamento e educação da mãe, entre outros aspectos.

Observe que o aumento ou diminuição da taxa de mortalidade infantil depende da maneira como se comportam as taxas de mortalidade neonatal **precoce** e **mortalidade neonatal tardia.**

O período neonatal compreende as quatro primeiras semanas de vida (zero a 28 dias incompletos). Denomina-se período neonatal precoce a primeira semana completa ou os sete primeiros dias de vida e período neonatal tardio, as três semanas seguintes.

A mortalidade neonatal precoce abrange as mortes de recém-nascidos antes de completar 7 dias de vida, já a **mortalidade neonatal tardia** abarca as mortes de recém-nascidos depois de 7 dias, mas antes de 28 dias completos de vida.

Taxa de Mortalidade Neonatal

As mortes ocorridas no período neonatal são as que acontecem nas quatro primeiras semanas (0 e 28 dias incompletos) após o nascimento.

A taxa de mortalidade neonatal mede, indiretamente, a assistência materno-infantil, representada pelos serviços de higiene no período pré-natal, assistência ao parto e ao recém-nascido, assim como o nível social e econômico da população em estudo.

Assim, diz-se que a mortalidade observada neste período pode estar associada a fatores biológicos, acesso e qualidade da assistência no período pré-natal e ao recém-nascido.

$$\text{Coeficiente ou taxa de mortalidade neonatal} = \frac{N^o \text{ de óbitos de crianças com menos de 28 dias}}{N^o \text{ de nascidos vivos}} \times 1.000$$

Taxa de Mortalidade Neonatal Precoce

A mortalidade neonatal precoce abrange o número de óbitos de recém-nascidos ocorridos antes de completar 7 dias de vida, por mil nascidos vivos, na população residente em determinado espaço geográfico, no ano considerado.

Desta forma, estima o risco de um nascido vivo morrer durante a primeira semana de vida e reflete, de maneira geral, as condições socioeconômicas e de saúde da mãe, bem como a inadequada assistência no período pré-natal, ao parto e ao recém-nascido.

Utilizada para analisar variações populacionais, geográficas e temporais da mortalidade neonatal precoce, permite a identificação de tendências e desigualdades que demandem ações e estudos específicos.

Contribui para a avaliação de níveis de saúde e desenvolvimento social e econômico da população e permite comparações nacionais e internacionais.

Pode subsidiar processos de planejamento, gestão e avaliação de políticas e ações de saúde direcionadas para a atenção no período pré-natal, ao parto e ao recém-nascido.

$$\text{Coeficiente ou taxa de mortalidade neonatal precoce} = \frac{N^o \text{ de óbitos de residentes com 0 a 6 dias}}{N^o \text{ de nascidos vivos de mães residentes}} \times 1.000$$

Taxa de Mortalidade Neonatal Tardia

Utilizada para analisar variações populacionais, geográficas e temporais, a mortalidade neonatal tardia permite identificar tendências e situações de desigualdade que demandem ações específicas.

A taxa de mortalidade neonatal tardia é o número de óbitos de recém-nascidos depois de 7 dias, mas antes de 28 dias completos de vida por mil nascidos vivos, em determinado espaço geográfico, no ano considerado.

Estima o risco de um nascido vivo morrer durante o período neonatal tardio, ou seja, de 7 a 27 dias. Taxas elevadas estão geralmente associadas a condições insatisfatórias de assistência no período pré-natal, ao parto e ao recém-nascido.

Portanto, é uma taxa utilizada para analisar variações geográficas e temporais da mortalidade neonatal tardia, subsidiar processos de planejamento, gestão e avaliação de políticas e ações de saúde direcionadas para a atenção no período pré-natal, ao parto e ao recém-nascido, além de contribuir para análises comparativas das condições de saúde, sociais e econômicas.

Assim, a taxa de mortalidade neonatal tardia reflete, de maneira geral, as condições sociais, econômicas e de saúde da mãe, bem como a inadequada assistência no período pré-natal, ao parto e ao recém-nascido.

$$\text{Coeficiente ou taxa de mortalidade neonatal tardia} = \frac{N^o \text{ de óbitos de crianças de 7 a 27 dias de idade}}{N^o \text{ de nascidos vivos de mães residentes}} \times 1.000$$

Taxa de Mortalidade Pós-Neonatal

Também chamada por alguns autores de taxa de mortalidade infantil tardia, a taxa de mortalidade pós-neonatal está relacionada com os fatores determinados pelas condições de vida e características familiares, tais como sociais e econômicos, em especial renda, educação, saneamento básico e acesso a serviços de saúde.

Estes fatores são considerados evitáveis e podem ser reduzidos através da implementação de políticas públicas efetivas, de saúde e desenvolvimento social e através de medidas preventivas e de promoção da saúde.

A taxa de mortalidade pós-neonatal estima o risco de um nascido vivo morrer dos 28 aos 364 dias de vida, ou seja, é o número de óbitos compreendidos entre 28 e 364 dias de vida completos, por mil nascidos vivos, na população residente em determinado espaço geográfico, no ano considerado.

De maneira geral, representa o desenvolvimento social e econômico e a infraestrutura ambiental, que condicionam a desnutrição infantil e as infecções a ela associadas. O acesso e a qualidade dos recursos disponíveis para atenção à saúde materno-infantil são também determinantes da mortalidade nesse grupo etário.

Com frequência, quando a taxa de mortalidade infantil é alta, a mortalidade pós-neonatal é o componente mais elevado.

Bastante utilizado para analisar variações populacionais, geográficas e temporais da mortalidade pós-neonatal, identificando tendências e situações de desigualdades sociais que demandem ações específicas.

Contribui ainda para a avaliação dos níveis de saúde e de desenvolvimento social e econômico da população, pode subsidiar ações de planejamento, gestão e avaliação de políticas públicas, especialmente na área ambiental e de ações de saúde voltadas para a atenção no período pré-natal e ao parto, bem como para a proteção da saúde infantil.

$$\text{Coeficiente ou taxa de mortalidade pós-neonatal} = \frac{\text{Óbitos de residentes com 28 a 364 dias de idade}}{N^o \text{ de nascidos vivos de mães residentes}} \times 1.000$$

Taxa de Mortalidade Perinatal

A 10ª Revisão da Classificação Internacional de Doenças (CID-10) antecipou o início do período perinatal para a 22 semanas de gestação, época em que o peso de nascimento é de aproximadamente 500 g.

Utilizada para análise de variações geográficas e temporais de mortalidade neste período, a taxa de mortalidade perinatal indica a probabilidade de um feto nascer sem qualquer sinal de vida ou, nascendo vivo, morrer na primeira semana.

Esta taxa é influenciada por diversos fatores, especialmente aqueles vinculados à gestação e ao parto, entre eles podemos citar o peso do bebê ao nascer e a qualidade da assistência prestada à gestante, à parturiente e ao recém-nascido.

Taxas elevadas estão geralmente associadas a condições insatisfatórias de assistência no período pré-natal, ao parto e ao recém-nascido.

Esta taxa é bastante utilizada por obstetras e neonatologistas, pois refere-se aos óbitos ocorridos antes, durante e logo depois do parto, contribuindo para análises comparativas de condições de saúde, sociais e econômicas pode, ainda, subsidiar ações de planejamento, gestão e avaliação de políticas direcionadas para a atenção materno-infantil.[5]

$$\text{Coeficiente ou taxa de mortalidade perinatal} = \frac{\text{Óbitos de natimortos + de crianças com até 7 dias de vida}}{\text{N° total de nascidos vivos e mortos}} \times 1.000$$

Taxa de Natimortalidade ou de Mortalidade Fetal

A taxa de natimortalidade é o produto do nascimento de um feto morto. Considera-se como um feto morto aquele que nasce pesando mais de 500 g e que não tem evidência de vida depois de nascer.

$$\text{Coeficiente de natimortalidade ou de mortalidade fetal} = \frac{\text{N° de natimortos (22 semanas)}}{\text{N° total de nascimentos (vivos e mortos)}} \times 1.000$$

Morte Fetal

É a morte do produto da concepção, ocorrida antes da sua completa expulsão ou extração do organismo materno, independentemente do tempo de gestação.

A morte é indicada pelo fato de que, depois da separação, o feto não respira nem mostra qualquer outro sinal de vida, como batimentos cardíacos, pulsações do cordão umbilical ou movimentos de músculos voluntários.

A mortalidade fetal se divide em precoce, intermediária e tardia.

- **Mortalidade fetal precoce:** refere-se aos abortos. Compreende o período entre a concepção e a 20ª semana de gestação, no qual o feto tem um peso aproximado de 500 g.
- **Mortalidade fetal intermediária:** são aquelas ocorridas entre a 20ª e a 28ª semana de gestação (com pesos fetais entre 500 e 1.000 g).
- **Mortalidade fetal tardia:** ocorrem entre a 28ª (1.000 g) e o parto.

Taxa de Mortalidade em Menores de Cinco Anos

Estima o risco de morte dos nascidos vivos durante os cinco primeiros anos de vida, ou seja, é o número de óbitos de menores de 5 anos de idade, por mil nascidos vivos, na população residente em determinado espaço geográfico, no ano considerado.

De modo geral, seus números elevados expressam um baixo desenvolvimento social e econômico e infraestrutura ambiental precária, que condicionam desnutrição infantil e infecções a ela associadas.

O acesso e a qualidade dos recursos disponíveis para atenção à saúde materno-infantil são também determinantes da mortalidade nesse grupo etário.

Esta taxa é influenciada pela composição da mortalidade no primeiro ano de vida (mortalidade infantil), amplificando o impacto das causas pós-neonatais, a que estão expostas também as crianças entre 1 e 4 anos de idade.

Entretanto, lembre-se que, taxas de mortalidade em menores de 5 anos reduzidas podem estar encobrindo más condições de vida em grupos sociais específicos.

$$\text{Coeficiente ou taxa de mortalidade em menores de 5 anos} = \frac{\text{N° de óbitos de crianças menores de 5 anos}}{\text{N° de nascidos vivos de mães residentes}} \times 1.000$$

Taxa de Mortalidade Materna

Segundo a Organização Pan-Americana da Saúde (OPAS), o óbito materno pode ser definido como a morte de uma mulher durante a gestação ou dentro de um período de 42 dias após o término da gestação, independentemente da duração ou da localização da gravidez, em razão de qualquer causa relacionada com ou agravada pela gravidez ou por medidas em relação a ela, porém, não em virtude de causas acidentais ou incidentais.

São as mortes causadas por qualquer fator relacionado ou agravado pela gravidez ou por medidas tomadas em relação a ela.

Desta forma, é um indicador utilizado para se conhecer o nível de mortes maternas, calculado pela relação do número de mortes de mulheres durante a gestação ou até 42 dias após o término da gestação, independentemente da duração ou da localização da gravidez.

A taxa de mortalidade materna reflete a qualidade da atenção à saúde da mulher, assim, taxas elevadas estão associadas à insatisfatória prestação de serviços de saúde a esse grupo populacional específico, desde o planejamento familiar e a assistência no período pré-natal, até a assistência ao parto e ao puerpério.

$$\text{Coeficiente ou taxa de mortalidade em menores de 5 anos} = \frac{\text{N° de óbitos de mulheres residentes, por causas ligadas a gravidez, parto e puerpério}}{\text{N° de nascidos vivos de mães residentes}^*} \times 100.000$$

* O número de nascidos vivos é adotado como uma aproximação do total de mulheres grávidas.

> **DICA**
>
> **Para ampliar sua consulta, acesse:**
> - Ministério da Saúde. Secretaria de Vigilância em Saúde (SVS)
>   URL: http://portalms.saude.gov.br/svs
> - Sistema de Informações sobre Mortalidade (SIM)
>   URL: http://www2.datasus.gov.br/DATASUS/index.php?area=060701
> - Sistema de Informações sobre Nascidos Vivos (SINASC)
>   URL: http://www2.datasus.gov.br/DATASUS/index.php?area=060702
> - Instituto Brasileiro de Geografia e Estatística (IBGE)
>   URL: www.ibge.gov.br
> - Instituto Nacional de Câncer (INCA)
>   URL: https://mortalidade.inca.gov.br/MortalidadeWeb/

POR QUE AVALIAR MORTALIDADE?

A mortalidade é um índice de gravidade de uma doença, tanto do ponto de vista clínico, quanto de saúde pública, mas também pode ser usada como um indicador de risco para determinadas doenças.

Em geral, obter dados de mortalidade é mais fácil do que de incidência para algumas doenças, com isso, pode ser mais factível utilizar dados de mortalidade como um indicador de incidência.

Entretanto, convém lembrar que quando a doença não for fatal, a mortalidade não será um indicador adequado de incidência.

A taxa de mortalidade será um bom reflexo da taxa de incidência sob duas condições:

a) Quando a taxa de letalidade for alta.
b) Quando a duração da doença (sobrevivência) for curta.

Nessas condições, a mortalidade será uma boa medida de incidência, e, portanto, uma medida que poderá estimar o de risco de doença.

ALGUMAS CONSIDERAÇÕES

A produção de informações de qualidade sobre a situação de saúde, através da utilização de taxas ou coeficientes de mortalidade, representa um grande e constante desafio para órgãos públicos que almejam conduzir ações de promoção da saúde e qualidade de vida.

Desta forma, fica claro que a disponibilização e o acesso a dados confiáveis serão de imensa importância, uma vez que sub-registros, falta de acesso e falhas de preenchimento que comprometam sua qualidade podem trazer imensas dificuldades de interpretação para gestores em geral.

O conhecimento das taxas de mortalidade e suas tendências, bem como a aplicação de medidas em saúde, o estudo dos perfis populacionais associados às condições de vida formam a base do estabelecimento de políticas e ações públicas no sentido de melhoras nas condições de vida destas populações.

IMPACTO DE DOENÇAS NA QUALIDADE DE VIDA

Certas doenças podem ocasionar impactos negativos na vida de indivíduos acometidos, além da mortalidade.

Algumas enfermidades não letais podem estar associadas a consideráveis sofrimentos físicos e emocionais que, inclusive, são capazes de ocasionar incapacidades relacionadas com a doença.

Desta forma, seria importante considerar o impacto total de uma doença, como seu efeito na qualidade de vida do indivíduo, mesmo que tais medidas não sejam de ocorrência de doença.

Por exemplo, é possível examinar o quanto uma pessoa com artrite sofre comprometimentos na realização de suas tarefas diárias.

Embora existam controvérsias sobre qual medida de qualidade de vida seria a mais apropriada e válida, há um consenso de que elas podem ser razoavelmente utilizadas no planejamento de programas terapêuticos para grupos de pacientes.

Medidas de qualidade de vida também são usadas no estabelecimento de prioridades para a alocação de recursos em saúde, especialmente quando escassos.

Embora a priorização de recursos seja primariamente baseada em dados de morbidade e mortalidade, a qualidade de vida também deve ser considerada para este propósito, pois muitas doenças crônicas e não letais podem estar associadas a incapacidades, temporárias ou permanentes.

Pacientes podem conferir diferentes magnitudes às medidas de qualidade de vida distvintas de acordo com discrepâncias em suas ocupações e outras atividades, personalidades, contextos culturais, educação, e valores éticos e morais.

Assim, a avaliação da qualidade de vida e o desenvolvimento de índices válidos e úteis na obtenção de dados comparativos em pacientes e em populações distintas permanece sendo um grande desafio.

REFERÊNCIAS BIBLIOGRÁFICAS

1. De Beauvoir S. A Very Easy Death. New York: Pantheon Books; 1965.
2. Ministério da Saúde, Sistema de Informação Sobre Mortalidade. Saúde de A a Z: Mortalidade. Portal do Governo Brasileiro, 2017. Acesso em: 8 Jan 2019. Disponível em: http://portalms.saude.gov.br/saude-de-a-z/mortalidade
3. Instituto Brasileiro de Geografia e Estatística. Taxa Bruta de Mortalidade por mil habitantes – Brasil – 2000 a 2015. Projeção da população do Brasil, 2015. Acesso em 8 Jan 2019. Disponível em: https://brasilemsintese.ibge.gov.br/populacao/taxas-brutas-de-mortalidade.html
4. Secretaria de Estado de Saúde de São Paulo. Instituto Nacional de Câncer José Alencar Gomes da Silva. Biblioteca Virtual em Saúde, 2017. Acesso em 9 Jan 2019. Disponível em: https://ses.sp.bvs.br/lis-search/resource/45283
5. Brasil. Sistema Único de Saúde. Taxa de Mortalidade Perinatal (coeficiente de mortalidade perinatal): Ficha de qualificação. Indicadores e Dados Básicos, Brasília, 2012. Acesso em 9 Jan 2019. Disponível em: http://tabnet.datasus.gov.br/cgi/idb2000/fqc05.htm

EXERCÍCIOS DE FIXAÇÃO

QUESTÃO 1.
Estudo realizado em um Centro de Pesquisas Epidemiológicas, com o objetivo de instrumentar um futuro programa de prevenção do HIV, desenvolvido em três municípios do estado do Rio Grande do Sul, apresentou os seguintes resultados:

Resultados dos testes de HIV, por município

Município	HIV Positivos	HIV Negativos	Total
Canoas	72	1.024	1.096
Esteio	84	1.244	1.328
Porto Alegre	96	2.034	2.130
Total	**252**	**4.302**	**4.554**

Calcule a(s) medida(s) de doença adequada(s) para o programa em geral.

a. (   ) Prevalência 0,55%.
b. (   ) Prevalência 5,53%.
c. (   ) Prevalência 55,3%
d. (   ) Incidência 5,53%.
e. (   ) Risco relativo 1,53.

QUESTÃO 2.
Conforme o enunciado da Questão 1, calcule a(s) medida(s) de doença adequada(s) para o município de Canoas.

a. (   ) Prevalência 6,57%.
b. (   ) Prevalência 0,65%.
c. (   ) Prevalência 0,65%.
d. (   ) Incidência 6,57%.
e. (   ) Risco relativo 0,65.

QUESTÃO 3.
Determinada pesquisa avaliou uma população de 628 crianças de 7 a 12 anos de idade em escolas públicas de certo município. Foram detectados 122 casos de miopia e 345 de astigmatismo. As medidas de frequência deste estudo são:
- a. ( ) Prevalência de miopia de 19,4% e prevalência de astigmatismo de 54,9%.
- b. ( ) Prevalência de miopia de 19,4% e incidência de astigmatismo de 54,9%.
- c. ( ) Incidência de miopia de 19,4% e prevalência de astigmatismo de 54,9%.
- d. ( ) Incidência de miopia de 54,9% e prevalência de astigmatismo de 19,4%.
- e. ( ) Prevalência de miopia de 1,9% e prevalência de astigmatismo de 4,9%.

QUESTÃO 4.
Estudo fictício demonstra que na cidade de Porto Alegre (RS), a cada ano aumenta o número absoluto de pessoas morrem em razão de doenças coronarianas em comparação com o município de Florianópolis (SC). A razão primária para explicar esta diferença é:
- a. ( ) Pela existência de maior quantidade de fatores de risco na cidade de Porto Alegre do que em Florianópolis.
- b. ( ) A população da cidade de Porto Alegre é maior do que a de Florianópolis.
- c. ( ) A notificação de casos de doenças coronarianas em Florianópolis pode ser maior do que em Porto Alegre.
- d. ( ) A notificação de casos de doenças coronarianas em Porto Alegre pode ser maior do que em Florianópolis.
- e. ( ) Podemos estar frente a um viés chamado falácia ecológica.

QUESTÃO 5.
Para determinada doença, qual seria o possível efeito em sua prevalência e incidência que se deve esperar com a introdução de um novo tratamento que não cura os pacientes, mas que evita suas mortes.
- a. ( ) A prevalência e a incidência da doença aumentariam.
- b. ( ) A prevalência e a incidência da doença diminuiriam.
- c. ( ) A prevalência aumentaria e a incidência não seria afetada.
- d. ( ) A prevalência não seria afetada e a incidência aumentaria.
- e. ( ) A prevalência diminuiria e a incidência não seria afetada.

QUESTÃO 6.
Ao comparar-se a mortalidade por doenças cardiovasculares em duas populações diferentes, deve-se considerar, além do tamanho destas populações, outros fatores (variáveis), tais como:
1. Idade.
2. Tabagismo.
3. Dieta.
4. Estilo de vida.
5. Poluição do ar.

- a. ( ) Estão certas as afirmativas 1, 2, 3 e 4.
- b. ( ) Estão certas as afirmativas 2, 3 e 4.
- c. ( ) Estão certas as afirmativas 1, 3, 4 e 5.
- d. ( ) Estão certas as afirmativas 1, 2, 3 e 5.
- e. ( ) Todas as afirmativas estão certas.

QUESTÃO 7.
Em relação à saúde pública, as ações que visam à prevenção terciária das doenças crônicas têm como objetivo:

a. ( ) Limitar a incidência das doenças através de ações voltadas para indivíduos com alto risco para desenvolver a doença.
b. ( ) Diminuir a prevalência das doenças através de ações voltadas para todos os subgrupos populacionais, porém privilegiando as classes menos favorecidas.
c. ( ) Eliminar quaisquer consequências das doenças através do diagnóstico precoce e tratamento adequado.
d. ( ) Reduzir a progressão e as complicações de uma doença já sintomática, incluindo a reabilitação do indivíduo.
e. ( ) Diminuir a incidência das doenças através de ações voltadas para todos os subgrupos populacionais, porém privilegiando as classes menos favorecidas.

QUESTÃO 8.
Considerando-se uma doença aguda de curta duração, qual das taxas abaixo listadas será um bom índice para avaliar-se a gravidade da doença?

a. ( ) Taxa de mortalidade padronizada.
b. ( ) Taxa de incidência.
c. ( ) Taxa letalidade.
d. ( ) Taxa de mortalidade por causa específica.
e. ( ) Nenhuma das alternativas acima.

QUESTÃO 9.
Em Epidemiologia são utilizadas taxas de mortalidade ajustadas por idade com o objetivo de:

a. ( ) Corrigir as taxas de mortalidade para erros no estabelecimento da idade.
b. ( ) Determinar o número atual de mortes ocorridas em um grupo etário específico em uma determinada população.
c. ( ) Corrigir as taxas de mortalidade por falta de informação da idade.
d. ( ) Comparar a mortalidade em pessoas do mesmo grupo etário.
e. ( ) Eliminar os efeitos das diferenças na distribuição etária das populações na comparação das taxas de mortalidade.

QUESTÃO 10.
Em determinado país com população de 6 milhões de pessoas, ocorreram 60.000 mortes durante o ano de 2012. Dentre elas ocorreram 30.000 mortes por cólera entre as 100.000 pessoas que estavam com a doença. A taxa de mortalidade específica, em decorrência de cólera, no ano de 2012 foi de:

a. ( ) 80/1.000.
b. ( ) 100/1.000.
c. ( ) 30/1.000.
d. ( ) 60/1.000.
e. ( ) 5/1.000.

QUESTÃO 11.
A equipe de vigilância epidemiológica de um município gaúcho avaliou um surto de gastroenterite entre participantes de uma confraternização ocorrida na sede da Prefeitura Municipal. Veja os resultados no quadro abaixo.

Participantes da confraternização e condição de saúde

Condição do convidado	N
Adoeceu	80
Não adoeceu	120
Total	200

Qual a medida de frequência de doença apropriada a ser calculada nesta investigação?

a. ( ) Incidência cumulativa.
b. ( ) Prevalência.
c. ( ) Taxa de incidência.
d. ( ) *Odds Ratio*.
e. ( ) Risco relativo.

QUESTÃO 12.
Em determinado programa de estratégia de saúde da família (ESF), entre as 848 pessoas cadastradas, foram constatados, através do exame de escarro (baciloscopia), 26 casos de tuberculose (TB). Ao longo de 6 meses de acompanhamento encontrou-se mais 8 casos de TB. Calcule as medidas de doença adequadas ao estudo.

a. ( ) Prevalência 30% e incidência 1%.
b. ( ) Prevalência 0,30% e incidência 0,97%.
c. ( ) Prevalência 3,07% e incidência 0,97%.
d. ( ) Prevalência 37% e incidência 20%.
e. ( ) Prevalência 3,07% e incidência 97%.

QUESTÃO 13.
Uma avaliação realizada em determinado hospital identificou que entre os 844 pacientes do setor Leste, 24 apresentavam tuberculose. Já entre os 348 internados no setor Oeste foram encontrados 18 casos. Calcule a prevalência geral (em percentual) de tuberculose no hospital.

a. ( ) 4,52.
b. ( ) 3,85.
c. ( ) 3,25.
d. ( ) 0,35.
e. ( ) 3,52.

QUESTÃO 14.
Consulte o enunciado da Questão 13 e responda: Qual a prevalência (em percentual) de tuberculose no setor leste do hospital?

a. (   ) 2,48.
b. (   ) 2,84.
c. (   ) 0,28.
d. (   ) 0,24.
e. (   ) 2,88.

QUESTÃO 15.
Consulte o enunciado da Questão 13 e responda: Qual a prevalência (em percentual) de tuberculose no setor Oeste do hospital?

a. (   ) 5,81.
b. (   ) 5,71.
c. (   ) 0,17.
d. (   ) 0,51.
e. (   ) 5,17.

QUESTÃO 16.
Em uma população estável de 1.000 habitantes, 10 estão gripados com diagnóstico de influenza A H1N1 (gripe suína). Eles resolvem conversar com os outros 5 indivíduos que já tiveram a doença no passado, para obter informações sobre prognóstico. Com esses dados, pode-se afirmar que a prevalência pontual e de "toda a vida" da *influenza* A H1N1 nessa população são, respectivamente:

a. (   ) 1,5% e 1%.
b. (   ) 1,5% e 0,5%.
c. (   ) 1% e 1,5%.
d. (   ) 1% e 0,5%.
e. (   ) 2% e 2,5%.

QUESTÃO 17.
Analise e interprete os resultados obtidos em um delineamento de um estudo de Coorte analítico, que avaliou a associação entre uma variável de exposição e determinado desfecho. Resultado: risco relativo = 1,77. Podemos dizer que:

a. (   ) A exposição é um fator de risco para o desfecho.
b. (   ) A exposição é um fator de proteção para o desfecho.
c. (   ) A exposição não está associada ao desfecho.

QUESTÃO 18.
Consulte o enunciado da Questão 17 e responda: A magnitude da associação entre a variável de exposição e do desfecho é de:

a. (   ) 7,7%.
b. (   ) 77%.
c. (   ) 0,7%
d. (   ) Não havendo associação, não é possível responder.

QUESTÃO 19.
Entre 1990 e 2000 a prevalência de exposição a um dado fator de risco reduziu substancialmente. Nesse período, a taxa de mortalidade infantil por diarreia também reduziu significativamente, porém a prevalência de diarreia permaneceu constante. Assumindo que essa é uma população estável e não houve mudanças no padrão de diagnóstico, pode-se concluir que a dada exposição:

a. (   ) É fator de risco e prognóstico para diarreia, portanto deve receber especial atenção pela comunidade médica.
b. (   ) Não é fator de risco para diarreia, mas é fator de prognóstico para o óbito pela doença.
c. (   ) É fator de proteção para diarreia e prognóstico para o óbito.
d. (   ) É fator de risco para diarreia, mas não é fator de prognóstico para o óbito pela doença.

QUESTÃO 20.
Num caso de surto de determinada doença, em relação à vigilância epidemiológica, assinale V para verdadeiro ou F para falso nas afirmativas abaixo:

a. (   ) Uma análise da distribuição espacial dos casos é essencial para a identificação dos grupos mais acometidos.
b. (   ) A análise da distribuição espacial dos casos é essencial para o estudo da dinâmica da propagação da infecção.
c. (   ) Em casos de estimativas populacionais infelizmente não é possível calcular as taxas de incidência da doença e estudo.
d. (   ) A taxa de ataque é uma proporção que expressa o risco de adoecimento em grupos populacionais específicos.
e. (   ) Diz-se que um indivíduo é suscetível a determinada doença quando está exposto ao risco de contrair esta doença.

QUESTÃO 21.
Determinada doença que apresenta grande variação de sua incidência conforme as estações do ano é considerada:

a. (   ) Uma doença infecciosa.
b. (   ) Uma doença não transmissível.
c. (   ) Uma doença sazonal.
d. (   ) Uma doença temporal.
e. (   ) Uma doença transmissível.

QUESTÃO 22.
Pesquisadores acompanharam cirurgias de amidalectomias realizadas em um grupo de 412 pacientes, feitas em um hospital de pequeno porte. Observaram que oito deles apresentaram sangramento no pós-operatório de 15 dias. A medida de frequência deste estudo é:

a. (   ) Incidência de 3,64% em 25 dias.
b. (   ) Prevalência de 3,64%.
c. (   ) Incidência de 36,40% em 15 dias.
d. (   ) Prevalência de 33,6%.
e. (   ) Incidência de 3,64% em 15 dias.

QUESTÃO 23.
Por volta do ano de 1850, a mortalidade por febre puerperal era altíssima, até que as observações de um eminente médico em Viena levaram à identificação de sua causa e profilaxia, seu nome é:

a. (   ) William Farr.
b. (   ) Louis Pasteur.
c. (   ) Ignáz Semmelweis.
d. (   ) John Snow.
e. (   ) Edward Jenner.

QUESTÃO 24.
O médico britânico John Snow, considerado por muitos o "Pai da Epidemiologia de Campo", desenvolveu trabalho pioneiro sobre:

a. (   ) O cólera e sua transmissão pela água, em meados do século XIX.
b. (   ) A febre tifoide e seu germe causador, a *S. typhi*, no final do século XX.
c. (   ) A tuberculose e seu germe causador, o *M. tuberculosis*, no final do século XIX.
d. (   ) O sarampo, ao descobrir seu germe causador e desenvolver a vacina, em meados do século XX.

QUESTÃO 25.
Considere uma população de 100.000 pessoas, das quais 20 tem a doença X. Após 1 ano de acompanhamento, 18 pessoas daquelas 20 que tinham a doença X, morreram em razão dessa doença. A incidência de mortalidade para a doença X **será de:**

a. (   ) 0,00018% ou 0,018%.
b. (   ) 0,0018% ou 0,18%.
c. (   ) 0,018% ou 1,8%.
d. (   ) 0,18% ou 18%.
e. (   ) 18% ou 180%.

QUESTÃO 26.
Consulte o enunciado da Questão 25 e responda: a letalidade para a doença X será de:

a. ( ) 0,95% ou 95%%.
b. ( ) 0,7% ou 70%.
c. ( ) 0,09% ou 9%.
d. ( ) 0,8% ou 80 %.
e. ( ) 0,9% ou 90 %.

QUESTÃO 27.
A taxa de incidência de certa doença é duas vezes maior em mulheres do que em homens, mas as taxas de prevalência não mostram diferença quanto ao sexo. A melhor explicação para este fato é a de que:

a. ( ) A taxa bruta de mortalidade por todas as causas é maior em mulheres.
b. ( ) A taxa de letalidade para essa doença é maior em mulheres.
c. ( ) A taxa de letalidade para a doença é menor em mulheres.
d. ( ) A duração da doença é menor em homens.
e. ( ) Os fatores de risco para a doença são mais comuns em mulheres.

QUESTÃO 28.*
Das 2.872 pessoas que receberam tratamento de radiação na infância por causa de uma hipertrofia do timo, 24 desenvolveram câncer de tireoide e 52 desenvolveram um tumor benigno da tireoide. O grupo de comparação consistiu de 5.055 crianças que não tinham recebido tal tratamento (irmãos e irmãs das crianças que receberam a radiação). Durante o período de acompanhamento, nenhuma criança do grupo de comparação desenvolveu câncer de tireoide, mas seis começaram a desenvolver tumores benignos de tireoide. Calcule o risco relativo para tumores benignos de tireoide.

a. ( ) 1,52.
b. ( ) 150,0.
c. ( ) 5,2.
d. ( ) 2,15.
e. ( ) 15,2.

---
* A questão 28 foi extraída do livro "Epidemiologia" de Leon Gordis. Editora Revinter. 5. ed. (2017).

QUESTÃO 29.
Um novo programa de rastreamento foi instituído em certo país. O programa usava um teste de rastreamento efetivo para detectar o câncer Z em estágio inicial. Presuma que não haja um tratamento efetivo para esse tipo de câncer e, portanto, os resultados do programa não alterem de forma alguma o curso normal da doença. Considere, também, que os índices observados sejam calculados a partir de todos os casos conhecidos de câncer Z e que não houve alterações na qualidade de certificações de óbito por esta doença. Responda: O que acontecerá com a taxa de incidência aparente de câncer Z naquele país durante o primeiro ano deste programa?

a. (   ) A taxa de incidência aumentará.
b. (   ) A taxa de incidência diminuirá.
c. (   ) A taxa de incidência permanecerá constante.
d. (   ) Nenhuma das respostas anteriores.

QUESTÃO 30.
Conforme o enunciado da questão 29, responda: O que acontecerá com a aparente taxa de prevalência de câncer Z naquele país durante o primeiro ano deste programa?

a. (   ) A taxa de prevalência aumentará.
b. (   ) A taxa de prevalência diminuirá.
c. (   ) A taxa de prevalência permanecerá constante.
d. (   ) Nenhuma das respostas anteriores.

QUESTÃO 31.
Em uma determinada população de 5.000 pessoas, ocorreram 430 mortes em razão de certa doença. Seria possível calcular a taxa de incidência desta doença com estas informações?

a. (   ) Sim, é possível calcular a taxa de incidência. Para isso teríamos que dividir as 430 mortes ocorridas pela população de 5.000 pessoas.
b. (   ) Sim, é possível calcular a taxa de incidência. Para isso teríamos que dividir as 5.000 pessoas da população pelas 430 mortes.
c. (   ) Não, não é possível calcular a taxa de incidência pois não sabemos a forma de seleção das pessoas no estudo.
d. (   ) Não, não é possível calcular a taxa de incidência pois sabemos o número de casos mas não o tempo em que as pessoas estiveram sob risco.
e. (   ) Não, não é possível calcular a taxa de incidência pois sabemos o número de casos mas não o estado de saúde geral das pessoas estudadas.

QUESTÃO 32.
Considera-se que uma determinada doença tenha alta letalidade quando:

a. (   ) Existe alto risco de morte quando não for realizado o diagnóstico precocemente.
b. (   ) A taxa de mortalidade é muito alta.
c. (   ) Existe alta probabilidade de um grande número de pessoas adoecerem.
d. (   ) Existe alta probabilidade de a doença deixar graves sequelas.
e. (   ) Existe alto risco de morte entre aqueles acometidos pela doença.

QUESTÃO 33.
Foi realizado um estudo transversal para avaliar a prevalência do diabetes em determinada população. Analise os resultados apresentados no quadro abaixo e responda:

Diabetes

Sexo	Sim	Não	Total
Homens	36	84	120
Mulheres	48	77	125
Total	84	161	245

Qual a prevalência do diabetes entre os homens?

a. (   ) 0,3%.
b. (   ) 3,0%.
c. (   ) 30,0%.
d. (   ) 1,3%.
e. (   ) 13,0%.

QUESTÃO 34.
Consulte o quadro da Questão 33 e responda: Qual a prevalência do diabetes entre as mulheres?

a. (   ) 0,3%.
b. (   ) 38,4%.
c. (   ) 40,0%.
d. (   ) 18,3%.
e. (   ) 0,4%.

QUESTÃO 35.
Um estudo epidemiológico observacional do tipo coorte analítico apresentou os seguintes resultados: Risco relativo (RR) = 1,77. Ao analisar esta medida de risco, você pode afirmar que:

a. (   ) A exposição é um fator de risco de 17,7%.
b. (   ) A exposição é um fator de proteção de 17,7%.
c. (   ) A exposição é um fator de risco de 77%.
d. (   ) A exposição é um fator de proteção de risco de 77%.
e. (   ) A exposição é um fator de risco de 177,7%.

QUESTÃO 36.
Analise e assinale V (verdadeiro) e F (falso) nas afirmativas abaixo.
(   ) A prevalência de um evento é a proporção de pessoas com este evento pelo total da população naquele momento, ou seja, é uma proporção medida em que o numerador está contido no denominador e, portanto, varia de 0% a 100%.
(   ) A incidência de um evento é a proporção de casos novos pelo total da população que no início do estudo estava livre deste evento, ou seja, é uma proporção medida em que o numerador está contido no denominador e, portanto, varia de 0% a 100%.

QUESTÃO 37.
Em uma população de 540 mulheres com idades entre 42 e 70 anos, foram diagnosticados 40 casos de câncer de mama. A partir deste estudo, formou-se uma coorte com as mesmas mulheres, inicialmente livres do câncer, e, após um acompanhamento de 15 anos verificou-se entre as 200 usuárias de contraceptivos orais, 40 casos de câncer de mama, enquanto entre as que não usavam contraceptivos orais o número de casos de câncer foi de 18. Com base nestes dados responda: A prevalência inicial do câncer de mama foi de:

a. ( ) 74,10%.
b. ( ) 7,41%.
c. ( ) 0,71%.
d. ( ) 17,1%.
e. ( ) 70,41%.

QUESTÃO 38.
Consulte o enunciado da Questão 37 e responda: A incidência geral do câncer de mama, após 15 anos acompanhamento, foi de:

a. ( ) 17,6%.
b. ( ) 6,11%.
c. ( ) 16,1%.
d. ( ) 1,16%.
e. ( ) 11,6%.

QUESTÃO 39.
Consulte o enunciado da Questão 37 e responda: A incidência do câncer de mama, após 15 anos de acompanhamento, entre as usuárias de contraceptivos orais foi de:

a. ( ) 2,0%.
b. ( ) 0,2%.
c. ( ) 22,0%.
d. ( ) 20,0%.
e. ( ) 12,0%.

QUESTÃO 40.
Consulte o enunciado da Questão 37 e responda: A incidência do câncer de mama, após 15 anos acompanhamento, entre as não usuárias de contraceptivos orais foi de:

a. ( ) 60,0%.
b. ( ) 6,23%.
c. ( ) 6,0%.
d. ( ) 0,6%.
e. ( ) 12,0%.

QUESTÃO 41.
Consulte o enunciado da Questão 37 e responda: O risco relativo deste estudo foi de:

- a. (   ) 6,3.
- b. (   ) 13,0.
- c. (   ) 33,0.
- d. (   ) 0,3.
- e. (   ) 3,3.

QUESTÃO 42.
Em uma amostra de 328 homens, foram diagnosticados 28 casos de câncer de próstata. A partir deste estudo, formou-se uma coorte com os mesmos homens, inicialmente livres do câncer, e, após um acompanhamento de 20 anos verificou-se entre os 120 fumantes, 62 casos do câncer de próstata, enquanto entre os que não fumavam o número de casos de câncer foi de 22. Com base nestes dados responda:
A prevalência inicial do câncer de próstata foi de:

- a. (   ) 8,5%.
- b. (   ) 0,8%.
- c. (   ) 5,8%.
- d. (   ) 0,6%.
- e. (   ) 80,0%.

QUESTÃO 43.
Consulte o enunciado da Questão 42 e responda: A incidência geral do câncer de próstata, após 20 anos de acompanhamento, foi de:

- a. (   ) 2,8%.
- b. (   ) 28,0%.
- c. (   ) 8,0%.
- d. (   ) 2,0%.
- e. (   ) 0,2%.

QUESTÃO 44.
Consulte o enunciado da Questão 42 e responda: A incidência do câncer de próstata entre os fumantes, após 20 anos de acompanhamento, foi de:

- a. (   ) 5,7%.
- b. (   ) 0,5%.
- c. (   ) 1,7%.
- d. (   ) 7,5%.
- e. (   ) 51,7%.

QUESTÃO 45.
Consulte o enunciado da Questão 42 e responda: A incidência do câncer de próstata entre os não fumantes, após 20 anos de acompanhamento, foi de:

a. (   ) 12,8%.
b. (   ) 1,2%.
c. (   ) 2,8%.
d. (   ) 12,2%.
e. (   ) 14,2%.

QUESTÃO 46.
Consulte o enunciado da Questão 42 e responda: O Risco Relativo deste estudo foi de:

a. (   ) 2,4.
b. (   ) 4,2.
c. (   ) 6,0.
d. (   ) 42.
e. (   ) 5,2.

QUESTÃO 47.
Souza; Areco e Filho no estudo "Álcool e alcoolismo entre adolescentes da rede estadual de ensino de Cuiabá, Mato Grosso" (Revista de Saúde Pública, 2005) encontraram uma prevalência de alcoolismo entre adolescentes trabalhadores de 14,9%. Entre adolescentes não trabalhadores a prevalência de alcoolismo foi de 12,6%. Considerando como expostos os adolescentes trabalhadores, calcule o **Odds Ratio** (OR) deste estudo?

a. (   ) OR = 1,81
b. (   ) OR = 1,18
c. (   ) OR = 0,81
d. (   ) OR = 0,18
e. (   ) Não é possível calcular com os dados apresentados.

QUESTÃO 48.
Nos últimos anos observa-se um aumento extraordinário da participação da Epidemiologia na abordagem das questões de saúde coletiva bem como sua contribuição para a prática clínica e gestão de serviços de saúde. Os dois principais pilares que fundamentam o estudo da Epidemiologia são:

a. (   ) Qualificar e quantificar.
b. (   ) Qualificar e comparar.
c. (   ) Quantificar e comparar.
d. (   ) Quantificar e relatar.
e. (   ) Quantificar e conferir.

QUESTÃO 49.
Com a detecção, em estágios iniciais da história natural de determinada doença, em geral, através de programas de rastreamento, espera-se que o tratamento seja menos lesivo e/ou mais efetivo. Este é o principal objetivo de qual dos níveis de prevenção propostos por Leavell e Clark?

a. (   ) Primária.
b. (   ) Secundária.
c. (   ) Terciária.
d. (   ) Quaternária.
e. (   ) Nenhuma delas, pois o rastreamento apenas indica os indivíduos expostos em uma população.

QUESTÃO 50.
Membro de uma família que durante várias gerações praticou cuidados em saúde, criador do termo epidemia, é considerado por muitos como o precursor da Epidemiologia. Estamos falando de:

a. (   ) Sócrates.
b. (   ) Aristóteles.
c. (   ) Edward Jenner.
d. (   ) Hipócrates.
e. (   ) Galeno.

QUESTÃO 51.
Analise as afirmativas A e B, abaixo, e assinale V se forem verdadeiras ou F se forem falsas.

Afirmativa A. Um dos principais objetivos da Epidemiologia é identificar a causa (etiologia) de doenças, estados ou eventos relacionados com saúde e fatores que aumentem ou diminuam o risco de um indivíduo ou grupo populacional específico para estas condições. É de fundamental importância esclarecer como as doenças são contraídas e/ou transmitidas, com a intenção de desenvolver ações que possam reduzir estas morbidades bem como sua mortalidade. Naturalmente, se for possível identificar fatores causais ou etiológicos para diferentes enfermidades, estará aberto o caminho para a redução ou até mesmo eliminação destas exposições, o que permitirá o desenvolvimento de bases racionais para a elaboração, planejamento e condução de programas de prevenção ou redução de danos, como por exemplo, o desenvolvimento de vacinas e/ou tratamentos adequados.

Afirmativa B. O conhecimento da história natural e prognóstico de doenças, em termos quantitativos, possibilita o desenvolvimento de alternativas para intervenção, seja por meio de terapias ou através de novos modelos de promoção de saúde ou prevenção.

a. (   ) A afirmativa A é verdadeira e a afirmativa B é falsa.
b. (   ) A afirmativa A é falsa e a afirmativa B é falsa.
c. (   ) A afirmativa A é falsa e a afirmativa B é verdadeira.
d. (   ) A afirmativa A é verdadeira e a afirmativa B é verdadeira.

QUESTÃO 52.
No século XVIII, um cirurgião do Hospital Bartholomew, em Londres, foi um dos primeiros cientistas a demonstrar que o câncer pode ser causado por carcinógenos do meio ambiente. Seu nome é:

a. (   ) Edward Jenner.
b. (   ) Percival Pott.
c. (   ) James Lind.
d. (   ) Peter Panum.
e. (   ) Joseph Goldberger.

QUESTÃO 53.
Em 1965, os autores Leavell e Clark desenvolveram um modelo, que se tornou clássico, para a história natural de doenças e sugeriram seus três níveis de prevenção: Primária, Secundária e Terciária. Com isto em mente, o gestor de um serviço público estadual de saúde, planeja uma campanha contra o tabagismo, pois, sabe que caso as pessoas parem de fumar, cerca de 80% a 90% dos cânceres de pulmão seriam evitados, uma vez que, a grande maioria deles, são passíveis de prevenção. Ao implementar esta campanha, o estado estaria trabalhando em quais dos níveis de prevenção propostos por Leavell e Clark?

a. (   ) Terciária.
b. (   ) Secundária.
c. (   ) Primária.
d. (   ) Nenhuma delas, pois a campanha apenas alertaria a população.
e. (   ) Nenhuma delas, pois campanhas não agem na população.

QUESTÃO 54.
O câncer de pulmão é o mais comum de todos os tumores malignos, apresentando aumento de 2% por ano em sua incidência no mundo todo. As últimas estimativas mundiais apontam para a ocorrência de uma incidência de cerca 1,82 milhão de casos novos de câncer de pulmão anualmente. Segundo o Instituto Nacional de Câncer (INCA), em 90% dos casos diagnosticados, o câncer de pulmão está associado ao consumo de derivados de tabaco. Somente no Brasil, foi o responsável por 22.424 mortes no ano de 2011. Altamente letal, a sobrevida média cumulativa total em 5 anos varia entre 13% e 21% em países desenvolvidos e entre 7% e 10% nos países em desenvolvimento. No fim do século XX, o câncer de pulmão se tornou uma das principais causas de morte evitáveis. Dois eminentes professores foram os pesquisadores pioneiros em apontar para a associação causal entre o hábito de fumar e o câncer de pulmão, seus nomes são:

a. (   ) Edward Jenner e Richard Doll.
b. (   ) Ignáz Semmelweis e Edward Jenner.
c. (   ) Henry Dean e Bradford Hill.
d. (   ) Richard Doll e John Snow.
e. (   ) Richard Doll e Bradford Hill.

QUESTÃO 55.
Um dos principais elementos da Epidemiologia descritiva, a história natural das doenças, refere-se à:

a. ( ) Descrição da progressão ininterrupta de determinada doença em um indivíduo, desde o momento do aparecimento de seus sintomas até sua recuperação ou morte.
b. ( ) Descrição da progressão ininterrupta de determinada doença em um indivíduo, desde o momento da exposição aos agentes causais até sua recuperação ou morte.
c. ( ) Descrição da progressão ininterrupta de determinada doença em um indivíduo, desde o momento do aparecimento de seus sinais clínicos até sua recuperação ou morte.
d. ( ) Descrição da progressão ininterrupta dos sinais clínicos de determinada doença em um indivíduo, até sua recuperação.
e. ( ) Descrição da progressão ininterrupta dos sinais clínicos de determinada doença em um indivíduo, até sua morte.

QUESTÃO 56.
No final do século XVIII, a varíola era uma doença que matava anualmente cerca de 400.000 pessoas e, entre os sobreviventes, cerca de 33% ficavam cegos como resultado de infecções na córnea. Um médico inglês passou a estudar uma forma segura de prevenção à varíola e observou que, algumas mulheres que ordenhavam vacas, desenvolviam uma doença mais branda, chamada varíola bovina e, depois disso, durante surtos da doença, esta parecia não se desenvolver. Desta forma, ele convenceu-se de que a varíola bovina poderia de fato ser um fator de proteção à varíola e decidiu testar sua hipótese. Atuando exclusivamente com dados observacionais que lhe forneceram base para a intervenção preventiva, os resultados desta primeira vacina foi o salvamento de milhões de vidas, livrando o mundo do flagelo da varíola. Seu nome é:

a. ( ) Edward Jenner.
b. ( ) Ignáz Semmelweis.
c. ( ) Henry Dean.
d. ( ) Richard Doll.
e. ( ) Bradford Hill.

QUESTÃO 57.
Qual é a característica que pode ser atribuída à prevenção secundária do modelo proposto em 1965 pelos autores Leavell e Clark?

a. ( ) Aquela que é realizada no período pré-patogênico das doenças.
b. ( ) Aquela em que se elabora um conjunto de ações que visam reduzir incapacidades de forma a permitir rápida e melhor reintegração do indivíduo na sociedade, aproveitando suas capacidades remanescentes.
c. ( ) Aquela que implica em ações que objetivam a prevenção do início e desenvolvimento de determinada doença.
d. ( ) Aquela em se que busca a imediata medicação de indivíduos doentes.
e. ( ) Aquela que busca a identificação de indivíduos no período pré-clínico da doença, ou seja, nos quais o processo já iniciou, mas ainda não desenvolveram sinais clínicos e sintomas.

QUESTÃO 58.
A mitologia grega reflete o antagonismo histórico observado entre a medicina individual, essencialmente curativa, realizada através de manobras físicas e a medicina preventiva, essencialmente coletiva, no culto às duas filhas de Asclépios, deus da saúde. Assim, a padroeira da prática terapêutica baseada em intervenções individuais chamava-se:
- a. ( ) Panaceia.
- b. ( ) Higeia.
- c. ( ) Atena.
- d. ( ) Afrodite.
- e. ( ) Gaia.

QUESTÃO 59.
Analise as afirmativas.
    1. **Reduzir** o impacto de determinada doença, através de programas de reabilitação com o objetivo de diminuir seus danos e sequelas.
    2. **Detectar** precocemente uma doença existente, com o objetivo de reduzir sua severidade e possíveis complicações através de programas de exames de rastreamento.
    3. **Prevenir** o desenvolvimento inicial da doença, como, por exemplo, implementar programas de imunização ou de redução da exposição ao fator de risco.
Responda: Estas afirmativas demonstram as principais características de quais dos níveis de prevenção de Leavell e Clark?
- a. ( ) Afirmativa 1, prevenção terciária. Afirmativa 2, prevenção secundária. Afirmativa 3, prevenção primária.
- b. ( ) Afirmativa 1, prevenção primária. Afirmativa 2, prevenção secundária. Afirmativa 3, prevenção terciária.
- c. ( ) Afirmativa 1, prevenção secundária. Afirmativa 2, prevenção primária. Afirmativa 3, prevenção terciária.
- d. ( ) Afirmativa 1, prevenção terciária. Afirmativa 2, prevenção primária. Afirmativa 3, prevenção secundária.
- e. ( ) Afirmativa 1, prevenção secundária. Afirmativa 2, prevenção terciária. Afirmativa 3, prevenção primária.

QUESTÃO 60.
Os serviços oficiais de vigilância epidemiológica abastecem os sistemas de estatísticas vitais, que vem sendo progressivamente aperfeiçoados em todo o mundo. Muito do que se sabe hoje sobre a saúde das populações, tem origem nos sistemas de estatísticas vitais. Sua utilidade depende da qualidade dos dados, da cobertura alcançada, que idealmente deve incluir todos os eventos, e a rapidez e a oportunidade com que os resultados são divulgados. A vigilância epidemiológica no Brasil foi definida pela Lei 8080/90 como "um conjunto de ações que proporciona o conhecimento, a detecção ou prevenção de qualquer mudança nos fatores determinantes e condicionantes de saúde individual ou coletiva, com a finalidade de recomendar e adotar as medidas de prevenção e controle das doenças ou agravos". Este conceito está em consonância com os princípios do Sistema Único de Saúde (SUS), que prevê a integralidade das ações de saúde, além disso, a descentralização das responsabilidades e funções do sistema de saúde implicou no redirecionamento das atividades de vigilância epidemiológica para o nível local. Assim, a Secretaria de Vigilância em

Saúde do Ministério da Saúde (SVS/MS) estabelece as seguintes funções para a vigilância epidemiológica: Coleta de dados. Processamento dos dados coletados. Análise e interpretação dos dados processados. Recomendação das medidas de controle apropriadas. Promoção das ações de controle indicadas. Avaliação da eficácia e efetividade das medidas adotadas. Divulgação de informações pertinentes.
Esta afirmativa está:

a. ( ) Correta.
b. ( ) Incorreta.

QUESTÃO 61.
Segundo o clássico "Dicionário de Epidemiologia" de John Last (1988): "Epidemiologia é o estudo da distribuição e determinantes de estados relacionados com saúde ou eventos em populações específicas e a aplicação desses estudos para o controle dos problemas de saúde", logo, a quantificação da ocorrência destes desfechos ou eventos é de grande importância na área da saúde. As medidas de prevalência e incidência são as escolhidas quando queremos avaliar a ocorrência de determinados desfechos ou eventos, elas são extremamente úteis e amplamente utilizadas em diversos estudos epidemiológicos e são classificadas como medidas de:

a. ( ) Efeito relativo.
b. ( ) Efeito absoluto.
c. ( ) Posição ou tendência central.
d. ( ) Frequência.
e. ( ) Dispersão ou variabilidade.

QUESTÃO 62.
As medidas de associação ou de efeito são utilizadas para realizarmos comparações entre as medidas de frequência. Elas podem ser divididas em medidas de efeito absoluto e medidas de efeito relativo. Uma medida de efeito relativo é obtida mediante a realização da:

a. ( ) Média entre os grupos estudados.
b. ( ) Do desvio padrão entre os grupos estudados.
c. ( ) Diferença entre as medidas de frequência do estudo.
d. ( ) Soma das medidas de frequência do estudo.
e. ( ) Razão entre as medidas de frequência do estudo.

QUESTÃO 63.
A medida que caracteriza o risco de desenvolver determinado desfecho ou agravo, que encaminha à noção de intensidade, de velocidade com que novos casos de um ou mais desfechos ocorrem em uma certa população é a:

a. ( ) Prevalência.
b. ( ) Risco relativo.
c. ( ) *Odds Ratio*
d. ( ) Dispersão.
e. ( ) Incidência.

QUESTÃO 64.
Se um pesquisador estiver interessado em saber, por exemplo, a frequência de mortes nos 6 anos seguintes ao diagnóstico de um câncer de próstata, ou o risco de dor no pós-operatório de uma cirurgia bariátrica, a medida a ser calculada é a:

- a. (   ) Incidência.
- b. (   ) Prevalência.
- c. (   ) Média.
- d. (   ) *Odds Ratio*.
- e. (   ) Risco relativo.

QUESTÃO 65.
Analise as afirmativas abaixo:

Afirmativa 1. Prevalência é a medida do estado de saúde, ou seja, a presença do desfecho ou evento em um determinado ponto hipotético do tempo (momento). A prevalência pode ser definida como o número de pessoas afetadas por determinado desfecho ou evento na população, dividido pelo número de pessoas da população naquele momento, isto é, indica qual a proporção da população está afetada pelo desfecho naquele momento, ou ainda, representa a probabilidade de algum dos indivíduos da população apresentar o desfecho no momento da avaliação. Logo, a prevalência de determinado desfecho, é uma proporção e poderá variar de 0% a 100%.

Afirmativa 2. A prevalência é representada pela probabilidade ou o risco de determinado desfecho ou evento ocorrer durante um período específico de tempo. Assim, a prevalência de um desfecho será definida como sendo o número de novos casos do desfecho que ocorrem durante um certo período de tempo em uma população sob risco de desenvolver este desfecho. A prevalência deste desfecho é uma proporção e poderá variar de 0% a 100%.

- a. (   ) A afirmativa 1 está incorreta e a afirmativa 2 está incorreta.
- b. (   ) A afirmativa 1 está correta e a afirmativa 2 está incorreta.
- c. (   ) A afirmativa 1 está correta e a afirmativa 2 está correta.
- d. (   ) A afirmativa 1 está incorreta e a afirmativa 2 está correta.
- e. (   ) Apenas com as informações fornecidas não é possível responder.

QUESTÃO 66.
A medida de doença em que a totalidade dos participantes do estudo são acompanhados durante todo período de seguimento estipulado pelos pesquisadores e devem estar sob risco de adoecer é chamada de:

- a. (   ) Risco relativo.
- b. (   ) Prevalência.
- c. (   ) Incidência cumulativa.
- d. (   ) *Odds Ratio*.
- e. (   ) Taxa ou densidade de incidência.

QUESTÃO 67.
Por diversas razões, entre elas, perdas no período de acompanhamento ou mortes em razão de outras causas, muitas vezes, nem todos os participantes de um estudo são observados pelo período de tempo completo do estudo. Desta forma, quando diferentes indivíduos são observados por distintos períodos de tempo, o denominador consiste na soma das unidades de tempo em que cada indivíduo observado esteve sob risco, neste caso a medida de doença a ser calculada é:

- a. ( ) Risco relativo.
- b. ( ) Prevalência
- c. ( ) Incidência cumulativa.
- d. ( ) *Odds Ratio*.
- e. ( ) Taxa ou densidade de incidência.

QUESTÃO 68.
Analise as afirmativas abaixo quanto à relação entre prevalência e incidência:
   Afirmativa 1. A prevalência, além dos casos novos que possam ocorrer (incidência), será também afetada pela duração do desfecho estudado, assim, quanto maior a duração média do desfecho, maior será a diferença entre a prevalência e incidência,
   Afirmativa 2. Em um exemplo hipotético, em que uma determinada epidemia apresente alta letalidade, neste caso podemos dizer que a incidência do desfecho será alta, porém como consequência de sua baixa duração, a prevalência será menor que a incidência.
   Afirmativa 3. No caso de determinada doença crônica (baixa letalidade), ocorrerá que, em razão da maior duração da doença, a prevalência será maior do que a incidência.

- a. ( ) A afirmativa 1 está incorreta e as afirmativas 2 e 3 estão corretas.
- b. ( ) A afirmativa 1 e 3 estão corretas e a afirmativa 2 está incorreta.
- c. ( ) As afirmativas 1 e 2 estão corretas e a Afirmativa 3 está incorreta.
- d. ( ) As afirmativas 1, 2 e 3 estão incorretas.
- e. ( ) As afirmativas 1, 2 e 3 estão corretas.

QUESTÃO 69.
As medidas de associação ou de efeito, retratam a magnitude da relação estatística entre as variáveis de exposição e o desfecho em estudo. Constituem-se no principal instrumento para analisarmos a possível associação entre as variáveis de exposição e a variável de desfecho (evento). As medidas de associação ou de efeito envolvem comparações diretas entre as medidas de frequência, que nos delineamentos de Coorte são as Incidências e nos delineamentos Transversais são as Prevalências. A medida de efeito absoluto é:
Assinale V para a afirmativa verdadeira e F para a falsa.

- a. ( ) A diferença entre as medidas de frequência (prevalência ou incidência).
- b. ( ) A razão entre as medidas de frequência (prevalência ou incidência).

QUESTÃO 70.
Foi realizado um estudo epidemiológico do tipo transversal analítico onde foi selecionado um grupo de 67 mães que tiveram o Zica vírus durante a gestação e observou-se que 5 delas tiveram seus bebês nascidos com microcefalia, enquanto no grupo de 82 mães que não apresentaram o vírus na gestação, o número de bebês nascidos com microcefalia foi de 2. Responda:
  a. Qual foi a prevalência de Zica vírus durante a gestação?
  b. Qual foi a prevalência total de microcefalia?
  c. Qual a prevalência do nascimento de bebês com microcefalia entre as mães que tiveram o Zica vírus durante a gestação?
  d. Qual a prevalência do nascimento de bebês com microcefalia entre as mães que não tiveram o Zica vírus durante a gestação?
  e. Qual é o *Odds Ratio* deste estudo?

RESPOSTAS DOS EXERCÍCIOS DE FIXAÇÃO
Questão 1.
b. Prevalência 5,53%.
Questão 2.
a. Prevalência 6,57%.
Questão 3.
a. Prevalência de miopia de 19,4% e prevalência de astigmatismo de 54,9%.
Questão 4.
b. A população da cidade de Porto Alegre é maior do que a de Florianópolis.
Questão 5.
c. A prevalência aumentaria e a incidência não seria afetada.
Questão 6.
e. Todas as afirmativas estão certas.
Questão 7.
d. Reduzir a progressão e as complicações de uma doença já sintomática, incluindo a reabilitação do indivíduo.
Questão 8.
c. Taxa letalidade.
Questão 9.
e. Eliminar os efeitos das diferenças na distribuição etária das populações na comparação das taxas de mortalidade.
Questão 10.
e. 5/1.000.
Questão 11.
a. Incidência cumulativa.
Questão 12.
c. Prevalência 3,07% e incidência 0,97%.
Questão 13.
e. 3,52.
Questão 14.
b. 2,84.

Questão 15.
e. 5,17.
Questão 16.
c. 1% e 1,5%.
Questão 17.
a. A exposição é um fator de risco para o desfecho.
Questão 18.
b. 77%.
Questão 19.
b. Não é fator de risco para diarreia, mas é fator de prognóstico para o óbito pela doença.
Questão 20.
V - V - F - F - V
Questão 21.
c. Uma doença sazonal.
Questão 22.
e. Incidência de 3,64% em 15 dias.
Questão 23.
c. Ignáz Semmelweis.
Questão 24.
a. O cólera e sua transmissão pela água, em meados do século XIX.
Questão 25.
a. 0,00018% ou 0,018%.
Questão 26.
e. 0,9% ou 90%.
Questão 27.
b. A taxa de letalidade para essa doença é maior em mulheres.
Questão 28.
e. 15,2.
Questão 29.
a. A taxa de incidência aumentará.
Questão 30.
a. A taxa de prevalência aumentará.
Questão 31.
d. Não, não é possível calcular a taxa de incidência pois sabemos o número de casos mas não o tempo em que as pessoas estiveram sob risco.
Questão 32.
e. Existe alto risco de morte entre aqueles acometidos pela doença.
Questão 33.
c. 30,0%.
Questão 34.
b. 38,4%.
Questão 35.
c. A exposição é um fator de risco de 77%.
Questão 36.
V - V

Questão 37.
b. 7,41%.
Questão 38.
e. 11,6%.
Questão 39.
d. 20,0%.
Questão 40.
c. 6,0%.
Questão 41.
e. 3,3.
Questão 42.
a. 8,5%.
Questão 43.
b. 28,0%.
Questão 44.
e. 51,7%.
Questão 45.
d. 12,2%.
Questão 46.
b. 4,2.
Questão 47.
b. OR = 1,18.
Questão 48.
c) Quantificar e comparar.
Questão 49.
b. Secundária.
Questão 50.
d. Hipócrates.
Questão 51.
d. A afirmativa A é verdadeira e a afirmativa B é verdadeira.
Questão 52.
b. Percival Pott.
Questão 53.
c. Primária.
Questão 54.
e. Richard Doll e Bradford Hill.
Questão 55.
b. Descrição da progressão ininterrupta de determinada doença em um indivíduo, desde o momento da exposição aos agentes causais até sua recuperação ou morte.
Questão 56.
a. Edward Jenner.
Questão 57.
e. Aquela que busca a identificação de indivíduos no período pré-clínico da doença, ou seja nos quais o processo já iniciou, mas ainda não desenvolveram sinais clínicos e sintomas.

Questão 58.
a. Panaceia.
Questão 59.
a. Afirmativa 1, prevenção terciária. Afirmativa 2, prevenção secundária.
Questão 60.
a. Correta.
Questão 61.
d. Frequência.
Questão 62.
e. Razão entre as medidas de frequência do estudo.
Questão 63.
e. Incidência.
Questão 64.
a. Incidência.
Questão 65.
b. A afirmativa 1 está correta e a afirmativa 2 está incorreta.
Questão 66.
c. Incidência cumulativa.
Questão 67.
e. Taxa ou densidade de incidência.
Questão 68.
e. As afirmativas 1, 2 e 3 estão corretas.
Questão 69.
V - F
Questão 70.
a. A prevalência de Zica vírus durante a gestação foi de 45,0% (67/149).
b. A prevalência total de microcefalia foi de 4,7% (07/149).
c. A prevalência do nascimento de bebês com microcefalia entre as mães que tiveram o Zica vírus durante a gestação foi de 7,5% (05/67).
d. A prevalência do nascimento de bebês com microcefalia entre as mães que não tiveram o Zica vírus durante a gestação foi de 2,4% (02/82).
e. O Odds Ratio é obtido dividindo-se a prevalência entre os expostos (7,5%) pela prevalência entre os não expostos (2,4%). OR = (7,5%/2,4%) = 3,1.

LEITURAS RECOMENDADAS

Prezado leitor, para aprofundar seus conhecimentos, recomendo consultar as obras listadas abaixo.

Almeida Filho N. Epidemiologia e Saúde. Fundamentos, Métodos, Aplicações. Rio de Janeiro: Guanabara Koogan; 2011.
Gordis L. Epidemiologia. 5. ed. Rio de Janeiro: Thieme Revinter Publicações; 2017.
Hulley SB. Delineando a pesquisa clínica: uma abordagem epidemiológica. 2. ed. Porto Alegre: Artmed; 2003.
Kleinbaum DG. Epidemiologic Research. New York: Van Nostrand Reinhold; 1997.
Medronho RA. Epidemiologia. 2. ed. São Paulo: Atheneu; 2009.

ÍNDICE REMISSIVO

Entradas acompanhadas por um *f* ou *q* em itálico indicam figuras e quadros, respectivamente.

A
Acidente(s)
  do trabalho, 41
    taxa de mortalidade por, 41
      específica, 41
Análise de Dado(s)
  de delineamentos, 31, 32
    de estudos analíticos, 31, 32
      coorte, 31
      transversais, 32
  medidas de associação, 33
    interpretação das, 33
    efeito relativo, 33
Associação
  medida de, 30, 33
    efeito, 30, 33
      absoluto, 30
      relativo, 30, 33
      interpretação, 33

C
Cólera
  relatos históricos, 6
    John Snow, 6
      sobre o modo de transmissão do, 6

D
Doença(s)
  níveis de prevenção das, 15-17
    ações preventivas, 16
      planejamento de, 16
        diferentes estratégias para, 16
      primária, 15
      secundária, 16
      terciária, 16
  história natural das, 15-17
    epidemiolgia, 17
      e prática clínica, 17
  ocorrência de, 23-36
    análise dos dados, 33
      interpretação das medidas de associação, 33
    medidas de morbidade, 24
      análise de dados de delineamentos, 32
        de estudos transversais analíticos, 32
      de associação, 30
      de frequência, 24
      densidade de incidência, 26
      efeito, 24, 30
        absoluto, 24, 30
        relativo, 24, 30
      incidência cumulativa, 26
      prevalência, 29
        no período, 29
        pontual, 29
      taxa de incidência, 26
  impacto de, 50
    na qualidade de vida, 50

E
Edward Jenner
  relatos históricos, 10
    varíola, 10
Efeito
  absoluto, 24, 30
  medida de, 30
  relativo, 24, 30
Epidemiologia, 1-12
  conceitos, 3

e prática clínica, 17
importância da observação, 6
    relatos históricos, 6
        cólera, 6
        febre puerperal, 11
        varíola, 10
    investigações epidemiológicas, 5
        contribuições clássicas, 5
    objetivos principais, 4
Estatística(s)
    de mortalidade, 37-51
        específica, 44
            por causas externas, 44
        letalidade, 41
            taxas, 41
        por que avaliar, 50
        principais medidas, 39
            coeficiente, 39
            taxas, 39
        proporcional, 43
            causas mal definidas, 44
        qualidade de vida, 50
            impacto de doença na, 50
        taxa, 44
            fetal, 48
            infantil, 44
            materna, 49
            natimortalidade, 48
            neonatal, 46
            perinatal, 47
            pós-neonatal, 47
Exercício(s)
    de fixação, 53-76
        questões, 53-73
        respostas, 73-76

F
Febre
    puerperal, 11
        relatos históricos, 11
            Ignáz Philipp Semmelweis, 11
Frequência
    medidas de, 24
        incidência, 25
        prevalência, 27

H
História Natural
    das doenças, 15-17
        epidemiolgia, 17
            e prática clínica, 17

I
Ignáz Philipp Semmelweis
    relatos históricos, 11
        febre puerperal, 11
Incidência
    cumulativa, 26
    densidade de, 26
    e prevalência, 28, 29f
        diferença entre, 28, 29
        relação entre, 28, 29f
    medida de, 25
    taxa de, 26
Investigação(ões)
    epidemiológicas, 5
        contribuições clássicas, 5

J
John Snow
    relatos históricos, 6
        cólera, 6
            sobre o modo de transmissão do, 6

M
Medida(s)
    de morbidade, 24, 39
        análise de dados de delineamentos, 31, 32
            de estudos analíticos, 31, 32
                de coorte, 31
                transversais, 32
        de associação, 30
        de frequência, 24
            incidência, 25
                cumulativa, 26
                densidade de, 26
                taxa de, 26
        efeito, 24, 30
            absoluto, 24, 30
            relativo, 24, 30
        prevalência, 27, 29, 30q
            no período, 29
            pontual, 29, 30q
        principais, 39
            coeficientes, 39
            taxa, 39
Morbidade
    medidas de, 24, 39
        análise de dados de delineamentos, 31, 32
            de estudos analíticos, 31, 32
                de coorte, 31
                transversais, 32

de associação, 30
de frequência, 24
   incidência, 25
      cumulativa, 26
      densidade de, 26
      taxa de, 26
   efeito, 24, 30
      absoluto, 24, 30
      relativo, 24, 30
   prevalência, 27, 29, 30*q*
      no período, 29
      pontual, 29, 30*q*
   principais, 39
      coeficientes, 39
      taxa, 39
Mortalidade
   estatísticas de, 37-51
      específica, 44
         por causas externas, 44
      letalidade, 41
         taxas, 41
      por que avaliar, 50
      principais medidas de, 39
         coeficiente, 39
         taxas, 39
      proporcional, 43
         causas mal definidas, 44
      qualidade de vida, 50
         impacto de doença na, 50
      taxa, 44
         fetal, 48
         infantil, 44
         materna, 49
         natimortalidade, 48
         neonatal, 46
         perinatal, 47
         pós-neonatal, 47
Morte
   fetal, 48

N

Nível(is) de Prevenção
   das doenças, 15-17
      ações preventivas, 16
         planejamento de, 16
            diferentes estratégias para, 16
      primária, 15
      secundária, 16
      terciária, 16

O

Observação
   importância da, 6
   relatos históricos, 6
      cólera, 6
      febre puerperal, 11
      varíola, 10

P

Prevalência, 27
   incidência e, 28, 29*f*
      diferença entre, 28, 29*f*
      relação entre, 28, 29*f*
   no período, 29
   pontual, 29, 30*q*
      exemplos 30*q*

Q

Qualidade de Vida
   impacto na, 50
   de doenças, 50

R

Relato(s) Histórico(s)
   cólera, 6
      John Snow, 6
         sobre o modo de transmissão do, 6
   febre puerperal, 11
      Ignáz Philipp Semmelweis, 11
   varíola, 10
      Edward Jenner, 10

S

SIM(Sistema de Informação Sobre
   Mortalidade), 38

T

Taxa
   de letalidade, 41
   de mortalidade, 39, 40
      anual, 39, 40
         por todas as causas, 39, 40
            grupos populacionais específicos, 40
      em menores de cinco anos, 49
      específica, 41, 44
         por acidentes do trabalho, 41
         por causas externas, 44
      fetal, 48
      infantil, 44

    materna, 49
    neonatal, 46
        precoce, 46
        tardia, 46
    perinatal, 47
    pós-neonatal, 47
  de natimortalidade, 48
Trabalho
  acidentes do, 41
    taxa de mortalidade por, 41
      específica, 41

V
Varíola
  relatos históricos, 10
    Edward Jenner, 10
Vigilânica Epidemiológica, 19-21